LA MYOPIE

Données de catalogage avant publication (Canada)

Bonnet, Sylvianne, 1957-

  La myopie

  ISBN 2-89089-563-7

  1. Myopie. 2. Oeil - Maladies et défauts. I. Titre.

RE938.B66 1994   617.7'55   C94-940451-9

LES ÉDITIONS QUEBECOR INC.
7, chemin Bates
Bureau 100
Outremont (Québec)
H2V 1A6

© 1994, Les Éditions Quebecor
Dépôt légal, 2e trimestre 1994

Bibliothèque nationale du Québec
Bibliothèque nationale du Canada
ISBN : 2-89089-563-7

Éditeur : Jacques Simard
Coordonnatrice à la production : Dianne Rioux
Révision : Jocelyne Cormier
Correction d'épreuves : Hélène Léveillé
Conception de la page couverture : Bernard Langlois
Photo de la page couverture : Stephen Johnson/Tony Stone Images
Composition et montage : Lacroix O'Connor Lacroix, inc.
Illustrations : Alain Fréchette

Impression : Imprimerie L'Éclaireur

LA MYOPIE

Dr SYLVIANE BONNET

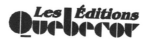

Les Éditions Quebecor

TABLE DES MATIÈRES

PRÉFACE

Connue et décrite depuis l'Antiquité grecque, la myopie a toujours inquiété les gens et mystifié les scientifiques. Au XXe siècle, avec l'avènement d'une société utilisant de plus en plus le système visuel via la télévision, les écrans d'ordinateurs et la conduite routière par exemple, la myopie prend une place prépondérante parmi les affections de la vision.

Comme presque une personne sur quatre est affectée de myopie dans nos sociétés occidentales, les recherches sur le développement de cette anomalie ont beaucoup progressé et les traitements de toute nature se sont multipliés, parfois sans résultat, souvent avec beaucoup de satisfaction. De plus, les nouveaux lasers mis au point récemment renversent toutes les données de traitement et redonnent espoir aux myopes pour une vision excellente, avec moins d'équipement optique.

L'Association des Ophtalmologistes du Québec est heureuse de contribuer à ce livre de vulgarisation qui explique aux myopes le développement de l'anomalie, qui répond aux inquiétudes des parents, qui étale toutes les formes de traitement et qui fait état des dernières nouveautés thérapeutiques avec les lasers Excimer. Ce livre vient combler un vide pour une affection omniprésente dans toutes les familles de notre société.

L'auteure doit être félicitée pour son excellent travail de vulgarisation et pour son style épuré et concis. Il faut aussi relever l'audace de l'éditeur, M. Jacques Simard, qui a cru immédiatement au besoin d'un tel ouvrage de vulgarisation. Enfin, une reconnaissance spéciale pour l'Ordre des Opticiens d'Ordonnance du Québec qui a aussi apporté une contribution financière.

Yvon M. Tardif, M.D.
Président
Association des Ophtalmologistes du Québec

INTRODUCTION

Qu'est-ce que la myopie ?
Quelle est son importance ?

Le terme de myopie indique que l'on voit mal de loin alors que la vision de près, quand la myopie est modérée, demeure excellente.

Cette atteinte est le défaut visuel le plus fréquent et le plus répandu des troubles de santé. On estime actuellement à environ huit cents millions d'individus le nombre de myopes sur la terre, soit un individu sur six.

La répartition des myopes varie beaucoup selon leur origine géographique, leur âge et leur occupation :

La fréquence de la myopie en Europe et en Amérique est d'environ 25 %, tandis qu'elle s'élève à 40 % en Asie. Mais ces chiffres sont des moyennes. Il existe des régions isolées, certaines îles par exemple, où seulement 5 % de la population est myope. À l'opposé, à Taïwan, la myopie affecte un habitant sur deux et devient un véritable problème de santé publique qui justifie la mise en place de plans de recherche et de prévention exceptionnels.

L'âge intervient de façon certaine. Les fréquences les plus élevées sont l'apanage des adolescents et des jeunes adultes. Ainsi, à Taïwan par exemple, on trouve 20 % d'écoliers myopes entre six et douze ans, 60 % entre treize et dix-huit ans et plus de 90 % chez les étudiants de dix-neuf ans et plus.

L'occupation joue également un rôle indiscutable. C'est parmi les intellectuels et les personnes dont le travail requiert une certaine minutie que l'on compte le plus grand nombre de myopes.

La myopie n'est pas une affection stable. Elle évolue durant toute la vie d'autant plus rapidement qu'elle est importante au départ et atteint des degrés d'autant plus élevés qu'elle est apparue précocement. De ce fait, la fréquence de la myopie forte est

loin d'être négligeable et ses complications représentent maintenant, dans les pays occidentaux, la troisième ou quatrième cause
de cécité après les atteintes rétiniennes des personnes âgées,
celles des diabétiques et le glaucome. Cette cécité est grave car
elle est précoce et survient chez des personnes jeunes en pleine
activité professionnelle.

Pourquoi un livre sur la myopie ?

Ce livre n'est pas une méthode de traitement de la myopie. Il essaie
simplement d'expliquer ce qu'est la myopie, pourquoi elle se développe et quels sont les moyens de correction dont on dispose. Il
espère également répondre aux questions qui préoccupent les
myopes et leur entourage et qui diffèrent selon l'importance de la
myopie.

On distingue en effet trois catégories de myopie :

La myopie simple, dite physiologique ou bénigne, n'excède pas
trois dioptries. Elle se manifeste chez l'écolier et provoque
l'étonnement et parfois l'inquiétude de ses parents. Pourtant, elle
s'accompagne d'un œil parfaitement normal et le myope faible
obtiendra une vision excellente moyennant une correction optique appropriée. Il appréciera même, à l'heure de la presbytie,
l'avantage de pouvoir lire sans lunettes ou de retarder l'obligation
d'en porter. La proportion de myopes faibles est de 75 %.

À l'opposé, la myopie forte, dite pathologique, supérieure à huit
ou dix dioptries, constitue une véritable maladie. Elle est présente
dès la naissance et son diagnostic doit être précoce, mais il n'est
pas toujours facile chez un nourrisson. Plus tard, les parents d'un
enfant très myope vont s'interroger sur l'attitude à adopter vis-
à-vis du port des lunettes, du sport, de l'avenir professionnel de
leur enfant. À l'âge adulte, le myope fort va devoir composer avec
des corrections optiques imparfaites, de nombreux examens
ophtalmologiques et parfois des complications qui altéreront
irréversiblement sa vision. Cette forte myopie, heureusement,
n'atteint qu'une minorité d'individus, environ 5 % de la population
myope.

Enfin, entre les deux catégories précédentes, on distingue la
myopie dite intermédiaire, qui regroupe des personnes dont l'œil
est modifié par la myopie mais ne montre pas les signes les plus
graves des myopes forts. Ces personnes représentent 20 % de la
population myope. Elles ne sont pas à l'abri de certaines complications et doivent se soumettre à des examens ophtalmologiques
réguliers, mais elles sont surtout confrontées à la nécessité d'un
équipement optique relativement important et sont directement
intéressées à s'en libérer grâce à la chirurgie réfractive.

I

HISTOIRE

Depuis l'Antiquité jusqu'au Moyen Âge

L'origine du mot myope n'est pas très précise. Ce serait le philo-sophe grec Aristote, dans les années 300 avant Jésus-Christ, qui employa pour la première fois le terme de «*muopia*» pour désigner ceux qui ont la vue courte. *Muopia* signifie en grec : fermer les yeux, et fait allusion à l'attitude caractéristique des myopes qui plissent les yeux pour améliorer la netteté de leur vision. Aristote pensait que les troubles de vision dépendaient d'une anomalie des fluides oculaires.

D'autres médecins grecs, dont Gallen, développèrent une théo-rie plus métaphysique. Ils estimaient que le trouble des myopes était un vice de «l'esprit visible». Celui-ci, trop léger et trop clair, se dissipait rapidement et n'était pas assez fort pour embrasser l'objet dans son ensemble. Ce défaut, pensaient-ils, était constitutionnel et s'opposait à la presbytie qui ne fut reconnue liée à la sénescence que très tardivement.

Beaucoup plus rationnel dans son approche, Claude Ptolémée, astronome et mathématicien grec du deuxième siècle après Jésus-Christ, fut le premier à énoncer certains principes de la réfraction et à les exposer dans un traité sur l'optique.

Au Moyen Âge

À l'époque des premières croisades, les Arabes étaient la civilisa-tion la plus avancée au point de vue scientifique. Vers l'an 1000 après J.-C., dans son ouvrage *Trésor de l'optique*, l'érudit arabe Alhazen décrit pour la première fois la possibilité d'aider l'œil par une lentille qui devait grossir l'écriture sur laquelle on la plaçait. Ce n'est que deux cents ans plus tard que ses écrits furent mis en pratique par les moines de l'ouest de l'Europe. Ceux-ci fabriquaient des lentilles en cristal de roche ou en quartz qui, posées sur leurs parchemins, agrandissaient l'écriture. C'étaient les «pierres de lecture». Plus tard, le système se perfectionna et l'on tint ces loupes éloignées au-dessus du texte. Puis on eut l'idée de relier deux de ces pierres par une monture et de les placer directement devant les yeux. On ne sait pas exactement qui découvrit le premier ce système, mais il est sûr qu'à la fin du treizième siècle en Europe, la technique de fabrication des lunettes pour corriger la presbytie et l'hypermétropie était connue. Les verres étaient faits en béryl, une sorte de cristal, d'où le nom de béricles, puis bésicles, et enfin lunettes d'après leur forme en petites lunes.

De la Renaissance à nos jours

Les myopes bénéficièrent de lunettes beaucoup plus tard que les hypermétropes, les verres concaves pour corriger la vue courte n'apparaissant qu'à la fin du quinzième siècle.

L'optique et la formation des images étaient encore mal comprises à cette époque. La compréhension véritable de ces phénomènes revient à Johannes Kepler, un astronome allemand qui, en 1604, démontra le rôle joué par la cornée et le cristallin ainsi que le mécanisme de formation des images visuelles. Il définit également l'action des lentilles convexes et concaves sur ce système et énonça très exactement, en 1611, les principes de base de la réfraction chez le myope.

On apporta, dans le courant du dix-septième siècle, par des dissections, la preuve anatomique de l'allongement de l'œil myope puis on décrivit les modifications caractéristiques du fond d'œil myopique. Enfin, en 1850, on comprit que les changements observés en ophtalmoscopie étaient en rapport avec la distension de l'œil.

En conséquence de ces études, on élabora des théories sur les causes de la myopie qui amenèrent les médecins, à la fin du dix-neuvième siècle, à adopter des attitudes pratiques parfois désastreuses. La première d'entre elles fut de condamner le port des lunettes. La seconde fut de vouloir corriger chirurgicalement l'allongement de l'œil myope. Ces interventions chirurgicales, très décevantes dans leurs résultats et émaillées d'innombrables complications, furent rapidement abandonnées.

À partir des années 1950, d'autres traitements chirurgicaux ont vu le jour. Leur but est de modifier les conditions optiques de l'œil myope afin de résoudre son déficit visuel. Ces méthodes, regroupées sous le terme de «chirurgie réfractive», ont bénéficié des extraordinaires progrès technologiques du vingtième siècle et sont encore en plein essor aujourd'hui.

Enfin, même si leur importance est secondaire par rapport aux lunettes, les lentilles de contact tiennent une place prépondérante dans l'équipement des myopes et méritent qu'on en retrace l'évolution. C'est Léonard de Vinci, en 1508, qui imagina le premier un système de correction optique directement applicable sur l'œil. Il s'agissait alors d'un tube rempli d'eau fermé par une lentille. Descartes puis le physicien anglais Young à la fin du dix-huitième siècle perfectionnèrent l'appareillage, et dès le dix-neuvième siècle, des prothèses de contact en verre moulé commencèrent à être appliquées à des malades. La découverte des matières plastiques, dans les années 1930, amena une révolution et les premiers verres de contact en plexiglas firent leur apparition en France en 1936. Enfin, l'année 1964 marqua une étape primordiale dans le confort de l'optique de contact avec l'arrivée de la lentille souple hydrophile.

II

STRUCTURE DE L'ŒIL

L'œil humain est fait pour capter la lumière et sa structure est orientée dans ce but. Il a la forme d'une sphère de 24 mm de diamètre limitée par trois enveloppes. Il est entouré de muscles et protégé par un certain nombre d'éléments.

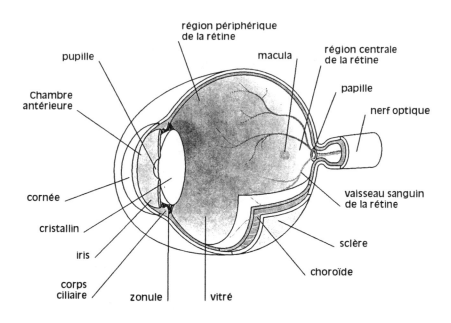

FIGURE 1 : L'intérieur de l'œil

Les trois enveloppes de l'œil

La première enveloppe laisse entrer la lumière

Fibreuse et résistante, elle constitue une protection pour les structures sous-jacentes. Blanche et opaque en arrière, on la dénomme *sclérotique ou sclère* (figure 1). Transparente en avant pour laisser entrer la lumière, elle a la forme d'un hublot et prend le nom de *cornée*. Celle-ci est humidifiée en permanence par les larmes et baigne en arrière dans l'humeur aqueuse qui remplit la chambre antérieure.

La deuxième enveloppe filtre la lumière

La sclère est tapissée à l'intérieur par la *choroïde* qui contient de très nombreux vaisseaux sanguins assurant la nutrition de la rétine. De couleur noire, elle empêche la lumière de diffuser à travers la sclère et ainsi ne laisse pas entrer dans l'œil d'autres rayons lumineux que ceux qui passent par la pupille.

En avant, la choroïde se prolonge par le *corps ciliaire* qui sécréte l'humeur aqueuse et qui possède une composante musculaire dont l'importance est capitale. C'est en effet ce *muscle ciliaire* qui régit les modifications de forme du cristallin par l'intermédiaire de petits ligaments qui relient le corps ciliaire au cristallin. L'ensemble de ces ligaments forme la *zonule* (figures 1 et 4).

Le corps ciliaire se prolonge en avant par *l'iris*, disque coloré percé en son centre par la *pupille*. L'iris, comme le corps ciliaire, possède des fibres musculaires sur toute sa circonférence qui permettent, par leur contraction ou leur relâchement réflexes, de faire varier le diamètre de la pupille selon le degré d'illumination de l'œil et de régler la quantité de lumière qui entre dans l'œil.

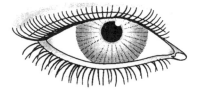 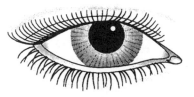

diamètre normal (le jour)   mydriase (à la noirceur)

FIGURE 2 : La pupille

La troisième enveloppe transforme la lumière

Sur la choroïde repose la *rétine*. Celle-ci est constituée de deux feuillets principaux. Le premier est en contact avec le vitré et contient les cellules visuelles, cônes et bâtonnets, sensibles à la lumière, tandis que l'autre est directement appliqué sur la choroïde. Ces deux feuillets ne sont pas attachés l'un à l'autre, ils ne sont qu'accolés.

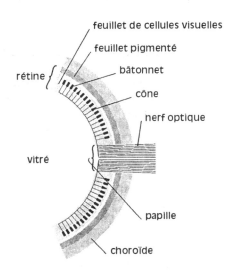

FIGURE 3 : Les deux feuillets de la rétine

Les *cônes* sont responsables de la vision des détails et des couleurs. Ils sont particulièrement concentrés sur une petite zone d'environ trois millimètres de diamètre, la *macula* (figure 1), située au centre de la rétine. Cette zone assure ainsi la vision de précision indispensable notamment à la lecture et à l'écriture. En dehors de la macula, les cellules visuelles sont en majorité des *bâtonnets* qui sont responsables du champ visuel et de la vision nocturne.

La lumière frappant la rétine déclenche à l'intérieur des cônes et des bâtonnets une réaction chimique qui transforme l'énergie lumineuse en influx nerveux. Chaque cellule visuelle est connectée à une fibre nerveuse qui transporte l'influx nerveux vers le cerveau.

Toutes les fibres nerveuses se réunissent pour former le *nerf optique* dont le départ, la *papille*, forme un disque rond jaunâtre voisin de la macula. Au centre de la papille émergent une artère et une veine dont on voit les ramifications sur la surface de la rétine (figure 1).

Les milieux transparents de l'œil

La lumière peut traverser l'œil grâce à la transparence de ses milieux.

Après avoir franchi la cornée, les rayons lumineux arrivent dans un milieu liquide, l'*humeur aqueuse*, qui remplit la *chambre antérieure*.

Derrière l'iris, est situé un élément essentiel du système optique : le *cristallin*. C'est une lentille convexe d'un centimètre de diamètre. Il contient des cellules transparentes qui peuvent s'opacifier avec l'âge, réalisant alors une cataracte. De même que la cornée, le cristallin joue un grand rôle dans la marche des rayons lumineux à travers l'œil en permettant leur focalisation sur la rétine. Mais il est capable également de faire varier sa puissance de réfraction selon la proximité de l'objet regardé afin que l'image sur la rétine reste nette (accommodation). Ainsi, quand le sujet regarde au loin, le muscle ciliaire est relâché, les fibres zonulaires sont tendues et le cristallin est plat. Quand l'objet se rapproche, le muscle ciliaire se contracte à la manière d'un anneau qui se resserre, ce qui relâche la zonule et arrondit le cristallin qui devient alors plus convergent (figure 4).

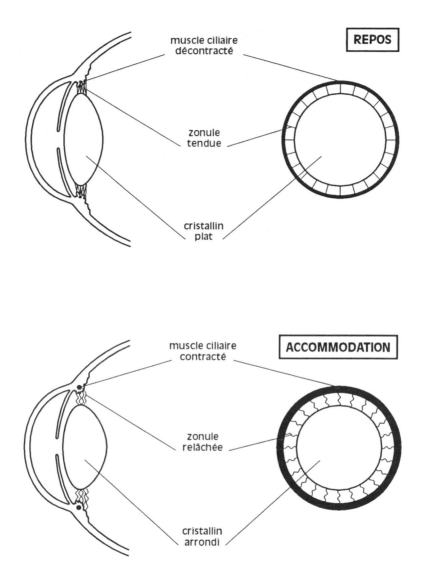

FIGURE 4 : Les modifications du cristallin

En arrière du cristallin, le *vitré* occupe tout l'espace jusqu'à la rétine. C'est un milieu transparent, gélatineux et très volumineux puisqu'il occupe les quatre cinquièmes de l'œil. Le vitré adhère à la rétine en certains endroits.

Les éléments autour de l'œil

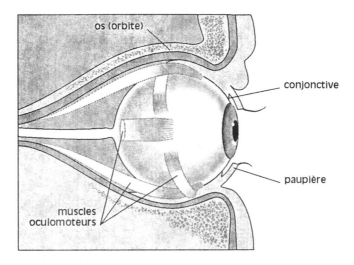

FIGURE 5 : Les éléments autour de l'œil

Les muscles oculomoteurs

Au nombre de six autour de chaque œil, les *muscles oculomoteurs* permettent aux yeux de se mouvoir dans toutes les directions. Ils ont chacun une attache sur la sclère et une attache sur l'orbite.

Les éléments de protection

Le *film lacrymal* et les *paupières* protègent la cornée.

La *conjonctive* protège le devant de l'œil. Elle recouvre l'intérieur des paupières et la partie de la sclère que l'on voit entre les paupières (le blanc de l'œil). Elle s'attache tout autour de la cornée. C'est une membrane très fine dont les nombreux vaisseaux sanguins se gonflent quand l'œil s'enflamme, ce qui donne l'aspect d'œil rouge.

Enfin, l'œil repose dans une cavité osseuse qui fait partie du crâne, l'*orbite*. Les espaces libres entre les différentes structures contenues dans l'orbite sont comblés par de la graisse qui constitue également un certain élément de protection.

III

COMMENT VOYONS-NOUS? QU'EST-CE QUE LA MYOPIE?

Comment voyons-nous?

C'est grâce à la lumière que la vision est possible. La lumière réfléchie par les objets que nous regardons pénètre dans l'œil et projette les images de ces objets sur la rétine. Les cellules visuelles de la rétine, les cônes et les bâtonnets, stimulées par la lumière, sont le siège d'une réaction chimique qui aboutit à la production d'un influx nerveux. Celui-ci est acheminé jusqu'au cerveau par le nerf optique et les voies visuelles. Le cerveau enregistre, interprète cette information et nous donne une perception de l'objet.

Les images peuvent se projeter sur la rétine grâce à un certain nombre d'éléments qui font comparer l'œil à un appareil photographique.

L'intérieur de l'œil tapissé par la choroïde fait office de chambre noire et son orifice, la pupille, n'autorise l'entrée que d'une quantité réduite de lumière. Sans cette obscurité, la formation des images serait impossible. En effet, un objet éclairé placé à côté d'un écran ne peut pas produire d'image, car les rayons lumineux irradient en tous sens à partir de lui. Si on place l'objet devant une boîte dont l'unique ouverture est un trou, seuls quelques rayons provenant de chaque partie de l'objet pourront pénétrer et formeront alors une image. Les rayons lumineux se croisent et projettent donc une image renversée (figure 6).

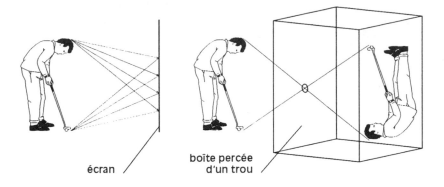

écran

boîte percée
d'un trou

FIGURE 6 : **Formation des images dans une boîte noire**

La pupille sert en outre de diaphragme et règle la quantité de lumière en fonction de la luminosité.

Mais la vision ne serait pas nette si la formation des images ne dépendait que de la pupille. En effet, son diamètre devrait être considérablement réduit et ce minuscule orifice ne permettrait aucune vision latérale. L'œil est donc muni d'un «objectif» représenté par l'ensemble de la cornée et du cristallin. Ce dispositif reçoit un grand nombre de rayons lumineux provenant d'un point de l'objet et les concentre sur la rétine pour donner un point image correspondant. L'ensemble de ces points donne une image fidèle de l'objet, mais inversée du fait du croisement des rayons lumineux et de taille réduite à cause de la convergence du système. Le cerveau traite cette information et nous redonne une perception exacte de l'objet dans son orientation et ses dimensions.

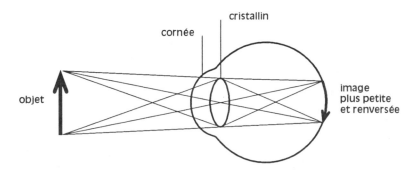

cristallin

cornée

objet

image
plus petite
et renversée

FIGURE 7 : **Formation des images sur la rétine**

Enfin, le cristallin, en faisant varier sa puissance de convergence, règle la mise au point des images sur la rétine selon la distance des objets que nous regardons.

Qu'est-ce que la réfraction?

Quand les rayons lumineux, après avoir traversé un milieu transparent, pénètrent dans un autre milieu transparent de nature différente, leur vitesse de propagation change et ils sont déviés. On dit qu'ils sont réfractés.

Par exemple, les rayons lumineux provenant de la partie immergée d'un bâton trempé dans l'eau changent de direction en sortant de l'eau, car leur vitesse s'accélère dans l'air. L'œil perçoit la partie immergée comme si elle était dans le prolongement des rayons lumineux réfractés. Ainsi, l'image perçue par l'œil forme un angle avec la partie hors de l'eau et le bâton semble cassé.

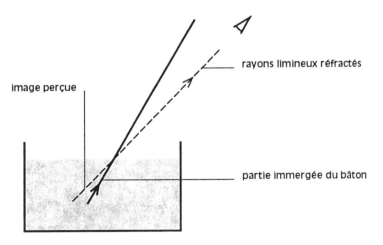

FIGURE 8 : Exemple de réfraction

Quand ils frappent une lentille de verre placée dans l'air, les rayons lumineux sont également déviés. Leur déviation dépend de la nature du verre et de l'angle d'incidence. Quand ils arrivent perpendiculairement à la surface, ils ne sont pas déviés. Quand ils frappent sous un certain angle une lentille concave (plus épaisse sur les bords), les rayons divergent, c'est-à-dire qu'ils s'écartent les uns des autres en éventail. Quand ils frappent une lentille convexe (plus épaisse au centre), les rayons convergent, c'est-à-dire qu'ils se rapprochent les uns des autres pour se croiser au foyer de la lentille. Plus la puissance de la lentille convergente est forte, plus les rayons se croisent près de la lentille.

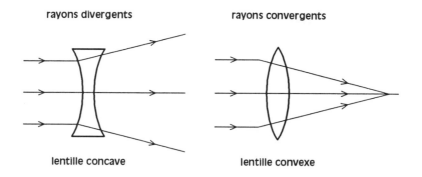

FIGURE 9 : Réfraction par lentilles

Qu'est-ce que la réfraction oculaire?

C'est le cheminement (et la déviation) des rayons lumineux à travers les milieux transparents de l'œil, aboutissant à leur focalisation en un point où va se former l'image. Les éléments qui influencent le plus ce trajet, c'est-à-dire les plus importants au point de vue réfractif, sont la cornée et le cristallin, qui ont un pouvoir convergent, et la longueur de l'œil.

Qu'est-ce que l'emmétropie?

En vision de loin, c'est-à-dire au-delà de cinq mètres, les rayons lumineux arrivent parallèles sur la cornée. Dans des conditions normales de réfraction, c'est-à-dire dans le cas d'un sujet dont la vue est «normale», les rayons lumineux se focalisent exactement sur la rétine et l'image produite est nette. On dit que l'œil est emmétrope.

Si l'image se projette en avant ou en arrière de la rétine, l'image est floue et ce, d'autant plus que l'image sera éloignée du plan de la rétine. C'est le cas des défauts de réfraction ou amétropies : myopie, hypermétropie ou astigmatisme.

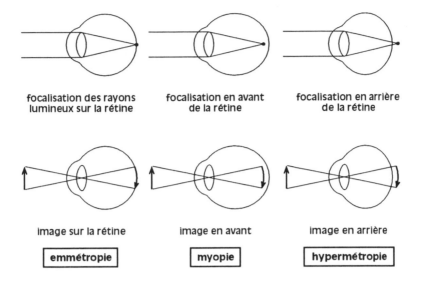

focalisation des rayons lumineux sur la rétine

focalisation en avant de la rétine

focalisation en arrière de la rétine

image sur la rétine

image en avant

image en arrière

| emmétropie | myopie | hypermétropie |

FIGURE 10 : Réfraction oculaire

Qu'est-ce que l'accommodation?

En vision de près, c'est-à-dire à partir de cinq mètres, les rayons n'arrivent plus parallèles, ils divergent depuis la source lumineuse. L'image se projette donc en arrière de la rétine. Le cerveau enregistre que la vision est floue et ordonne au cristallin par un réflexe «d'accommoder», c'est-à-dire d'augmenter sa puissance de convergence afin de ramener l'image sur la rétine. Ce phénomène est d'autant plus intense que l'objet se rapproche plus de l'œil. Le cristallin, pour augmenter sa puissance, s'arrondit grâce à la contraction du muscle ciliaire qui relâche la zonule, ligament qui relie le muscle ciliaire à l'enveloppe du cristallin (figures 11 et 4).

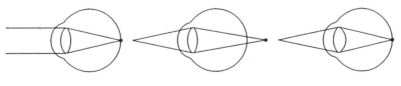

vision de loin

avant accommodation vision de près

après accommodation vision de près

FIGURE 11 : Accommodation

Qu'est-ce que la presbytie?

Quand le cristallin est jeune et souple, ses modifications de forme au cours de l'accommodation sont aisées et il est capable de ramener l'image sur la rétine pour un objet très proche de l'œil. Quand le cristallin vieillit, il durcit et ne peut plus s'arrondir. Il est donc incapable d'augmenter sa puissance de convergence. Le sujet doit alors, pour replacer l'image sur la rétine, éloigner l'objet de ses yeux ou bien mettre des lunettes dont la puissance de convergence compense la perte du pouvoir accommodatif. L'impossibilité de conserver ce pouvoir d'accommodation s'appelle la presbytie. C'est un phénomène normal, qui survient autour de quarante ans chez tout le monde.

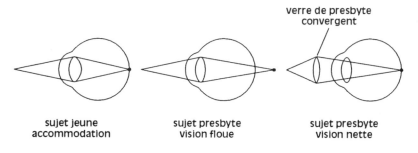

verre de presbyte
convergent

sujet jeune
accommodation

sujet presbyte
vision floue

sujet presbyte
vision nette

FIGURE 12 : Presbytie

Qu'est-ce que la myopie?

Dans la myopie, en vision de loin, l'image de l'objet se projette en avant de la rétine parce que la cornée ou le cristallin est trop convergent ou bien, comme c'est le cas le plus fréquent, l'œil est trop long. Plus la myopie est forte, plus l'image est éloignée de la rétine et plus elle est vue floue. Elle sera ramenée sur la rétine par un verre concave qui fait diverger les rayons.

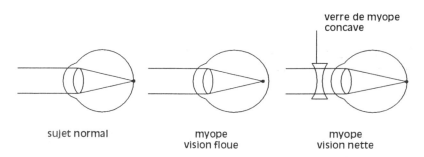

verre de myope
concave

sujet normal

myope
vision floue

myope
vision nette

FIGURE 13 : Myopie (Vision de loin)

De près, l'image se rapproche naturellement de la rétine sans que le cristallin ait besoin d'accommoder, ce qui explique que la vision de près soit nette chez les myopes sans correction et qu'à l'âge de la presbytie, à laquelle ils n'échappent pas plus que les autres personnes, les myopes ne ressentent pas ou ressentent plus tard le manque de souplesse de leur cristallin. En effet, sans lunettes, la myopie compense l'insuffisance de convergence du cristallin (figure 14).

D'autre part, même corrigés, les myopes ont moins besoin d'accommoder que les sujets emmétropes et ce, d'autant plus que leur myopie est forte. C'est pourquoi, à l'âge de la presbytie, les myopes forts corrigés peuvent lire en vision rapprochée sans compensation spéciale de près. Ce phénomène ne se produit que si la myopie est corrigée par des lunettes. Quand il porte des lentilles de contact ou, bien entendu, après une intervention de chirurgie réfractive, le myope se retrouve dans la situation du sujet normal presbyte qui requiert des lunettes pour compenser la faiblesse de son cristallin.

Cette moindre accommodation explique également la tendance des myopes à développer une déviation des yeux vers l'extérieur (voir strabisme externe).

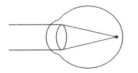
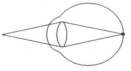

myope
vision de loin :
image floue

myope
vision de près :
image nette

Figure 14 : Myopie (Vision de près)

Quels sont les autres troubles de la réfraction?

L'image peut se projeter en arrière de la rétine : c'est l'hypermétropie. Dans ce cas, la cornée ou le cristallin n'est pas assez convergent ou bien l'œil est trop court. Quand l'hypermétropie est modérée, le sujet voit bien de loin et mal de près. Quand elle est faible, il voit très bien de loin et de près, car il compense son défaut en accommodant même en vision de loin. Ce défaut de réfraction passe alors inaperçu, mais parfois l'effort d'accommodation peut être responsable de maux de tête ou de gêne visuelle, surtout quand l'accommodation est fortement sollicitée par la lecture prolongée ou un travail minutieux. Dans ce cas, on corrige l'hyper-métropie par des verres convexes qui augmentent la puissance convergente de l'œil. À l'âge de la presbytie, l'hypermétrope, qui utilise déjà la puissance de convergence de son cristallin en vision de loin, sera d'autant plus gêné et ressentira encore plus tôt que l'emmétrope son insuffisance cristallinienne.

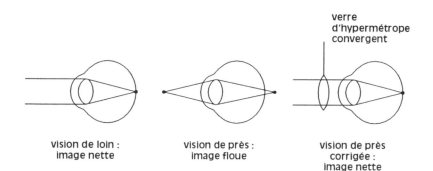

verre
d'hypermétrope
convergent

vision de loin :
image nette

vision de près :
image floue

vision de près
corrigée :
image nette

FIGURE 15 : **Hypermétropie modérée**

Il reste un cas où l'image ne se forme pas sur la rétine : c'est l'astigmatisme. Dans ce cas, seule la cornée est en cause. Au lieu d'être bien sphérique comme un ballon de soccer, celle-ci est déformée à la façon d'un ballon de rugby avec un diamètre hori-zontal très différent du diamètre vertical, chaque diamètre don-nant chacun une image. Dans ce cas, le sujet voit mal de loin comme de près. Quand une des images tombe sur la rétine, cer-tains traits sont vus nets tandis que ceux qui leur sont perpendicu-laires sont vus flous. Ainsi, le sujet astigmate fait des erreurs de reconnaissance pour des lettres de morphologie voisine. Par exem-ple, il prend un a pour un d ou un o. La correction est possible au moyen de verres cylindriques qui ramènent les deux images l'une sur l'autre. Une myopie ou une hypermétropie se rajoute fréquem-ment à l'astigmatisme. Les possibilités d'accommodation et les caractéristiques de la presbytie vont dans le même sens que l'amé-tropie surajoutée.

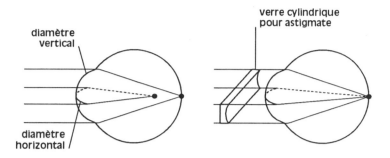

FIGURE 16 : Astigmatisme

La myopie nocturne

La nuit, les emmétropes deviennent myopes et les myopes voient leur myopie s'accentuer. Ce phénomène peut varier de 0,5 à 6 dioptries et est donc ressenti très différemment selon les individus. La myopie nocturne n'a rien à voir avec l'éblouissement qui se manifeste également de façon très variable suivant les sujets.

Deux facteurs principaux interviennent : l'un est le changement de forme du cristallin qui aboutit à une accommodation inappropriée (cf. Myopies anormales). Son importance est très stable pour un même individu, mais varie considérablement (de 0 à 5 dioptries) selon les sujets et est à l'origine de la gêne réelle ressentie chez certaines personnes. L'autre facteur est en relation avec la couleur des radiations lumineuses. Ce phénomène se manifeste chez tout le monde et entraîne une myopie d'une demi-dioptrie.

La lumière blanche, en effet, bien qu'apparemment incolore, est en fait composée par tout un spectre de couleurs, chacune étant caractérisée par une longueur d'onde.

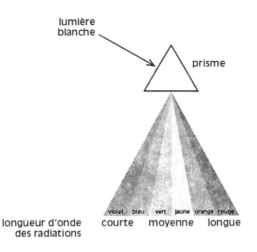

FIGURE 17 A : Décomposition de la lumière

Or, les différentes longueurs d'onde ne sont pas réfractées de la même manière. Les radiations colorées de courte longueur d'onde (bleues) sont plus ralenties et sont donc réfractées en avant des autres radiations.

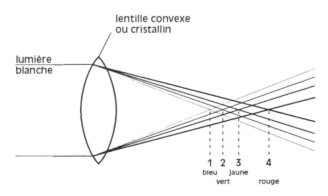

FIGURE 17 B : Réfraction des radiations colorées

La sensibilité de la rétine aux différentes longueurs d'onde varie selon l'intensité lumineuse. Le jour, ce sont les cônes qui fonctionnent. Leurs pigments, dont la dégradation produit la réaction chimique nécessaire à la vision, absorbent toutes les longueurs d'onde et la sensibilité de la rétine est donc maximale à la longueur d'onde moyenne du spectre, c'est-à-dire dans le jaune. La nuit, ce sont les bâtonnets qui fonctionnent, car ils sont plus sensibles que les cônes à la faible luminosité. Les bâtonnets contiennent un pigment qui absorbe uniquement les courtes longueurs d'onde (de couleurs bleues).

Donc la nuit, la sensibilité de l'œil est maximale pour les courtes longueurs d'onde qui sont réfractées en avant de la rétine, d'où le terme de myopie nocturne. On perçoit mieux, en effet, à la noirceur, un objet de couleur bleue qu'un objet d'égale luminosité coloré en rouge par exemple. Cela est vrai même et surtout si l'intensité lumineuse est trop faible pour percevoir la coloration des objets. Les bâtonnets, en effet, ne sont pas sensibles à la couleur.

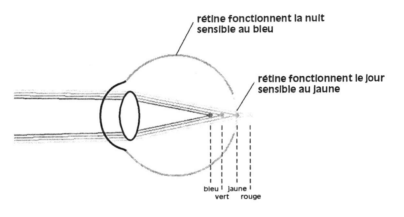

rétine fonctionnent la nuit
sensible au bleu

rétine fonctionnent le jour
sensible au jaune

bleu | jaune |
vert   rouge

FIGURE 17 C : Myopie nocturne

IV

LES CAUSES
DE LA MYOPIE

Dans la myopie, la vue au loin est floue car l'image se forme en avant de la rétine. Le plus souvent, c'est la longueur de l'œil qui est à l'origine de cette anomalie. On parle de «myopie axiale».

Augmentation de la longueur de l'œil

Les raisons de l'allongement excessif du globe oculaire ne sont pas encore bien connues. Elles font actuellement l'objet de recherches intensives car elles permettraient de trouver un moyen de prévenir la myopie ou encore d'arrêter sa progression. Il serait en tout cas beaucoup plus logique de traiter la cause du problème plutôt que d'en corriger les effets par des moyens optiques ou chirurgicaux, mais les perspectives thérapeutiques sont malheureusement encore très éloignées. Le chapitre concernant le développement de la myopie axiale résume les données actuelles du problème.

Lorsque la longueur de l'œil n'est pas en cause, la responsabilité de la myopie incombe soit à la cornée, soit au cristallin. Ces deux éléments ont normalement une certaine puissance de convergence. Celle-ci peut augmenter anormalement dans certaines circonstances.

Augmentation de la convergence du cristallin ou de la cornée

Malformations congénitales

Certaines malformations congénitales peuvent accentuer la courbure du cristallin ou de la cornée et accroître leur convergence. Il en est de même des cicatrices cornéennes dues à une inflammation. Ces causes sont rares.

Spasme de l'accommodation (pseudomyopie)

La convergence du cristallin augmente lors de la contraction du muscle ciliaire. Ce phénomène est tout à fait normal lorsque l'on passe de la vision de loin à la vision de près. C'est l'accommodation (cf. Comment voyons-nous?).

Parfois, la contraction du muscle ciliaire se déclenche dans des circonstances inhabituelles et ne se relâche pas. Il en résulte une accommodation permanente. En vision de près, le sujet voit bien, mais en vision de loin, la vue est floue parce que les rayons lumineux, du fait de la trop grande convergence du cristallin, tombent en avant de la rétine. Le sujet myope ressent alors une augmentation de sa myopie et le sujet dont la vue est normale devient myope. Parfois, des maux de tête s'ajoutent, car une accommodation permanente entraîne une fatigue oculaire.

Ce spasme, qui survient après un effort en vision de près, se produit souvent chez des personnes émotives, tendues et porteuses d'un léger défaut de réfraction non corrigé. Bien que plus fréquent chez l'hypermétrope, il peut survenir chez le myope, surtout s'il existe un astigmatisme associé à la myopie. L'âge intervient également. Les enfants représentent un terrain particulièrement favorable, car leur puissance d'accommodation est très importante; cependant, les adultes, particulièrement à l'approche de la presbytie, ne sont pas à l'abri de ce phénomène.

Pour le détecter, l'examinateur instille dans les yeux des gouttes qui paralysent le muscle ciliaire et lèvent le spasme. À l'examen de la vue, la myopie induite par le spasme disparaît.

C'est à cause de la fréquence de cette contracture du muscle ciliaire chez les enfants que l'on effectue toujours chez eux l'examen de la vue après instillation de gouttes.

Le spasme cède généralement spontanément sous l'effet du repos. Parfois, on est obligé de prescrire pendant quelques jours ou quelques semaines les gouttes qui paralysent le muscle ciliaire. Enfin, dans le but de supprimer les facteurs favorisant l'apparition de ce trouble, on corrige par des lunettes la myopie ou l'hypermétropie ou encore l'astigmatisme décelé à l'examen.

Enfin, le muscle ciliaire peut se contracter anormalement lorsque l'œil est enflammé ou traumatisé, ou encore lors de l'usage de certains médicaments, par exemple des antibiotiques, des médicaments cortisonnés, des diurétiques. Là encore, il s'agit de causes favorisantes qui ne provoquent une myopie que chez certaines personnes prédisposées.

Myopies anormales

On désigne ainsi les myopies qui surviennent dans trois circonstances bien particulières. Elles sont également en relation avec une contracture du muscle ciliaire à l'origine d'une accommodation inappropriée.

La noirceur est l'une de ces circonstances déclenchantes. L'accommodation qui en résulte participe à la myopie nocturne (cf. Qu'est-ce que la myopie?) et s'ajoute aux modifications de la sensibilité rétinienne. Bien que parfaitement reproductible et d'intensité constante chez le même individu, cette myopie déclenchée par la noirceur varie considérablement d'un sujet à l'autre. Elle est généralement très faible, voire nulle, mais peut atteindre jusqu'à 5 dioptries et nécessiter une correction quand la gêne devient trop importante, en particulier pour la conduite d'un véhicule.

La **vision dans l'espace** dans le cas des aviateurs ainsi que la **vision à travers un instrument d'optique** tel qu'un microscope sont les deux autres circonstances pouvant engendrer également une «myopie anormale».

Les facteurs qui déclenchent l'accommodation dans ces trois situations ne sont pas clairement définis. Ils sont multiples et varient d'une personne à l'autre. Néanmoins, on invoque l'absence d'un élément essentiel à des conditions normales de vision. La nuit, il manque par définition d'un certain niveau de luminance. Dans l'espace, l'absence de champ visuel et la perte de tout contraste pourraient expliquer la survenue du phénomène, tandis que dans la myopie «instrumentale», plusieurs facteurs sont incriminés : perception de la proximité de la cible, anomalies du niveau de luminance et de la profondeur de champ.

Augmentation de l'index de réfraction du cristallin

Le cristallin est un organe sensible aux variations d'hydratation de l'organisme. Pendant la grossesse, les modifications hormonales amènent d'importantes variations de l'hydratation des tissus. Dans les maladies rénales, il existe des troubles de répartition de l'eau dans l'organisme. Dans le diabète, les mouvements de l'eau suivent dans une certaine mesure les variations du taux de sucre dans le sang. Dans toutes ces circonstances, le cristallin peut se gonfler d'eau, augmenter sa puissance de réfraction et faire varier la vue.

Enfin, la cataracte modifie considérablement l'index de réfraction du cristallin. Parfois, une cataracte à peine visible à l'examen ophtalmologique peut faire varier la réfraction de façon importante. Chez le sujet d'un certain âge, la survenue d'une cataracte est la principale cause d'apparition ou d'augmentation de la myopie. Ainsi, un sujet dont la presbytie nécessitait une correction optique peut se surprendre à pouvoir lire sans lunettes. C'est que la cataracte apparue a entraîné une légère myopie qui compense sa presbytie. L'examen de sa réfraction montrerait qu'il est devenu myope.

V

POURQUOI
LA MYOPIE AXIALE
SE DÉVELOPPE-T-ELLE?

L'importance du problème

Les causes de la myopie axiale sont encore loin d'être élucidées, mais les recherches sont actives dans ce domaine et les progrès réalisés en quelques années sont pleins de promesses.

Éclaircir l'origine de la myopie axiale représente un enjeu très important dans le domaine de la santé, mais aussi des points de vue social et économique. En effet, l'immense majorité des myopes appartient à cette catégorie. C'est dire qu'un sujet sur quatre et parfois beaucoup plus dans certaines populations pourrait être intéressé par les retombées de la recherche dans ce domaine.

Concernés très tôt par le port des lunettes, les myopes doivent composer souvent dès l'enfance avec leur défaut de réfraction. Mais la myopie n'est pas qu'une question de correction optique. Elle entraîne parfois des complications qui peuvent nécessiter une intervention chirurgicale ou conduire à une baisse irréversible de la vision.

La compréhension des mécanismes de la myopie pourrait ainsi permettre de prévenir son apparition chez les sujets jeunes et de stopper son développement chez les myopes forts. On imagine ainsi facilement l'amélioration de la qualité de vie d'une grande partie de la population libérée de ses lunettes et protégée d'une évolution vers la cécité. On pourrait ajouter à cela les économies substantielles qui seraient réalisées tant au point de vue des équipements optiques qu'à celui des soins médicaux et chirurgicaux.

Allongement normal = croissance, allongement anormal = myopie

L'allongement de l'œil est un phénomène normal qui appartient au développement physiologique de l'œil pendant sa croissance. C'est lorsque cet allongement devient excessif et qu'il continue de progresser alors que l'organisme a terminé de grandir que l'on parle de myopie. Les deux phénomènes, myopie et croissance oculaire, sont donc intimement liés, la myopie pouvant être considérée comme un dérèglement ou un dépassement du développement normal de l'œil. Ainsi, les recherches concernant la myopie et ses causes sont menées conjointement à des études portant sur le développement de l'œil et sa croissance.

Les moyens d'études

Ce type d'études s'appuie sur la comparaison de sujets dont la vue est normale et de sujets myopes dont l'âge, l'origine géographique ou ethnique et les occupations sont variables. Les échantillons de population sélectionnés sont volumineux et les recherches se déroulent souvent sur de longues périodes afin de bien saisir l'implication des facteurs étudiés sur l'évolution dans le temps de la myopie.

Mais étudier la myopie ou la croissance de l'œil nécessite certaines investigations qui sont impossibles à réaliser sur l'Homme et qui sont donc effectuées sur l'animal. Le singe, mammifère primate proche de l'Homme, est un animal de choix mais très coûteux. De nombreuses expériences sont donc réalisées chez d'autres espèces, en particulier chez le poulet, dont les yeux très gros, la croissance rapide et le coût intéressant en font un animal particulièrement adapté à ces études.

Le phénomène d'emmétropisation

Mise en évidence

Les études statistiques concernant la réfraction effectuées sur de grandes populations montrent qu'il existe un plus grand nombre d'emmétropes (individus dont la vue est normale) que d'amétropes (myopes, hypermétropes et astigmates). Cela signifie que la valeur de la réfraction pour chaque individu n'est pas déterminée par le hasard, mais qu'elle résulte d'un véritable mécanisme de régulation qui facilite l'obtention d'une vue normale. Ce mécanisme est connu. Il existe chez l'Homme et chez les animaux. Il se déroule pendant la croissance de l'œil, c'est-à-dire chez l'Homme pendant les six premières années essentiellement. On l'appelle le phénomène d'emmétropisation.

La croissance normale de l'œil

L'œil est formé de plusieurs éléments dont le rythme de croissance diffère. Il en est ainsi de la cornée, du cristallin et de la longueur de l'œil dont la combinaison détermine à tout moment l'état de réfraction.

Chez le nouveau-né, la cornée et le cristallin ont une courbure très prononcée, mais l'œil est très petit : il ne mesure que 16 millimètres, ce qui explique l'hypermétropie fréquente à la naissance. Au fur et à mesure de la croissance, l'œil va s'allonger jusqu'à vingt-quatre millimètres, tandis que la cornée et le cristallin s'aplatissent. L'évolution de ces différentes composantes est très importante pendant les dix-huit premiers mois de la vie.

Après trois ans, la puissance cornéenne ne varie plus, alors que le cristallin modifie ses courbures jusqu'à six ans environ. L'œil atteint également vers cet âge sa longueur adulte d'environ vingt-quatre millimètres et la réfraction se stabilise. Ainsi, l'évolution de la cornée et du cristallin est coordonnée à celle de la longueur de l'œil. Quand l'œil s'allonge, il augmente sa puissance réfractive. Quand la cornée ou le cristallin s'aplatit, la puissance convergente de l'œil diminue. L'allongement de l'œil est ainsi compensé par l'aplatissement de la cornée et du cristallin. C'est cette compensation optique entre les différents éléments réfractifs de l'œil que l'on appelle «phénomène d'emmétropisation».

L'efficience du phénomène d'emmétropisation

Le phénomène d'emmétropisation est bien reconnu depuis la réalisation d'études portant sur la réfraction des nouveau-nés. On se rend compte ainsi que les nouveau-nés ont une réfraction très variable d'un individu à l'autre et qu'il y a, à la naissance, plus de sujets myopes qu'on le pense. Les valeurs de la réfraction tendent ensuite à s'uniformiser au cours de la croissance grâce à ce processus. Aux alentours de six ans, la majorité des enfants sont emmétropes ou légèrement hypermétropes. C'est d'ailleurs après cet âge que la plupart des myopies commencent à apparaître.

Les défaillances modérées du phénomène d'emmétropisation

Des défaillances modérées de ce phénomène conduisent à des hypermétropies ou à des myopies légères. Ces défauts de réfraction que l'on qualifie de bénins sont caractérisés par un œil dont les composantes optiques considérées isolément ont des valeurs dans les limites de la normale, mais dont l'association conduit à une légère amétropie inférieure généralement à trois dioptries. Ces myopies ou ces hypermétropies peuvent être assimilées à des variations statistiques autour de la réfraction normale et n'ont pas de retentissement pathologique. Elles s'accompagnent d'un œil normal.

Les défaillances complètes du phénomène d'emmétropisation

Mais le processus d'emmétropisation peut être complètement dépassé. Ainsi, un allongement excessif du globe ne pourra pas être compensé par la cornée ni par le cristallin, et une myopie intermédiaire ou forte se développera.

Les causes de la myopie axiale

On sait maintenant que le phénomène d'emmétropisation ainsi que la myopie qui en représente la dérégulation sont régis en partie par des facteurs héréditaires et en partie par des facteurs environnementaux.

Les facteurs héréditaires

Les facteurs héréditaires sont indiscutables. En effet, il y a plus de risques de développer une myopie dans une famille où les parents sont myopes que dans une famille où les parents n'ont pas ce vice de réfraction. D'autre part, les études de jumeaux myopes montrent qu'une plus grande corrélation de réfraction existe entre les vrais jumeaux (qui ont absolument le même équipement génétique) qu'entre les faux jumeaux. De plus, la myopie forte est souvent associée à des maladies dont la transmission héréditaire ne fait aucun doute (rétinopathie pigmentaire, albinisme par exemple).

Ce sont les facteurs héréditaires qui déterminent les différences de réfraction entre les races. Il y a, par exemple, plus de myopes parmi les Asiatiques et les Européens de l'Est que parmi les Européens de l'Ouest ou du Nord et les Américains.

Enfin, on soupçonne les facteurs héréditaires de commander une certaine sensibilité ou un mode de réponse anormal aux facteurs environnementaux. Cela expliquerait pourquoi certains enfants développent une myopie ou accusent une progression de leur myopie alors qu'ils sont placés dans les mêmes conditions environnementales que d'autres dont la myopie n'évolue pratiquement pas.

Si les facteurs héréditaires sont évidents, le mode de transmission est impossible à préciser parce que de nombreux gènes sont en cause, chacun se transmettant selon un mode différent.

Mais les études portant sur la réfraction des jumeaux montrent que la corrélation entre des vrais jumeaux n'est pas aussi totale qu'elle devrait l'être quand seuls les facteurs héréditaires sont en cause. D'autres influences, différentes des facteurs héréditaires, interviennent donc dans l'allongement de l'œil. Ce sont les facteurs que l'on dit liés à l'environnement, c'est-à-dire l'ensemble des influences provenant de l'extérieur de l'organisme qui réagissent sur lui dès que l'être vivant est constitué.

Les facteurs liés à l'environnement

Les facteurs prénataux

Un des arguments en faveur des facteurs environnementaux est la survenue de la myopie chez des enfants dont la mère a eu une grossesse perturbée ou compliquée (par exemple rubéole, alcoolisme). Le mécanisme n'est pas connu, mais la relation de cause à effet ne semble pas devoir être remise en cause.

Les facteurs visuels

Durant la période postnatale, le principal facteur environnemental est représenté par les stimulations visuelles reçues par l'œil.

Les images floues sur la rétine

– La myopie de déprivation chez l'animal

Hubel* et Wiesel, deux neurophysiologistes travaillant sur la physiologie visuelle au niveau du cerveau, ont montré que les zones du

---

* N.B. David H. HUBEL est né en 1926 à Windsor en Ontario. D'origine canadienne, il est diplômé de l'Université McGill à Montréal.

cerveau impliquées dans la vision ne se développent pas si l'œil est privé de stimulations visuelles. Leur démonstration reposait sur l'observation de chatons dont les paupières avaient été suturées à la naissance. Ceux-ci devenaient aveugles, car leur cerveau visuel était resté immature. Ces travaux, pour lesquels ils reçurent le Prix Nobel de médecine et de physiologie en 1981, marquèrent le point de départ d'une autre voie de recherche. En effet, outre ses effets sur le cerveau, l'expérience avait produit des résultats inattendus sur l'œil lui-même. Au-dessous des paupières suturées, l'œil s'était allongé. Il était donc devenu myope! Cette myopie induite expérimentalement est appelée myopie de déprivation. L'œil suturé n'est pas privé de lumière, mais il ne voit que des ombres, donc pas de formes distinctes dont la perception constituerait une des conditions indispensables à l'emmétropisation. La myopie expérimentale peut être reproduite de la même façon chez de nombreuses espèces animales.

La myopie de déprivation peut se développer également, chez certaines espèces, après isolement de l'œil de tous les nerfs qui l'entourent, démontrant ainsi que le mécanisme de cette myopie est local, se situant au niveau de la rétine. Ce serait la sensibilité de la rétine au contraste des images qui se projettent sur elle qui serait à l'origine de ce mécanisme.

On a montré chez le poussin que ce mécanisme était sous-tendu par des modifications de certaines substances avec, en particulier, une diminution de sécrétion de la Dopamine par certaines cellules de la rétine.

– La myopie de déprivation chez l'Homme

Chez l'Homme, la myopie de déprivation existe également. Une hémorragie du vitré, des lésions de la cornée, une cataracte congénitale sont autant de problèmes ophtalmologiques qui réalisent un écran à la lumière et empêchent la projection d'images nettes sur la rétine. Ces situations, si elles se produisent dans les premiers mois de la vie, entraînent une forte myopie de l'œil atteint.

La vision de près

Un autre facteur visuel est soupçonné d'intervenir dans la génèse de la myopie : ce facteur touche à la vision de près.

Plusieurs observations humaines témoignent de son influence. Ainsi la progression de la myopie scolaire est souvent reliée à l'intense sollicitation de la vision de près nécessaire à l'écriture et à la lecture. On invoque les mêmes raisons dans les travaux de précision de certaines professions (dentellières, bijoutiers) et les professions où l'espace visuel est réduit (sous-mariniers).

Mais on ne sait pas par quel mécanisme exactement la vision de près favorise la myopie.

L'accommodation a été largement incriminée. Cette hypothèse a donné lieu à des tentatives thérapeutiques visant à supprimer ou à réduire l'accommodation. L'Atropine, qui paralyse le muscle ciliaire, ainsi que les verres à foyers progressifs ont été essayés. Les résultats sont inconstants. Il existe des enfants chez qui ces traitements sont efficaces, mais ces cas ne représentent qu'une minorité d'individus, de telle sorte que ces méthodes n'apparaissent pas comme des thérapeutiques qu'il est souhaitable de généraliser (cf. Méthodes basées sur la diminution de l'accommodation).

Expérimentalement, on ne parvient pas chez l'animal à supprimer l'apparition de la myopie expérimentale en empêchant l'accommodation. Pourtant, plusieurs arguments sont en faveur de l'implication d'un facteur visuel différent de celui qui intervient dans la myopie de déprivation. Celui-ci, notamment, n'induirait pas la sécrétion de Dopamine par la rétine. Les recherches sont en plein développement en ce moment pour identifier ce facteur visuel qui ne semble pas être exactement l'effort d'accommodation en lui-même. Peut-être fait-il intervenir le tonus de base du muscle ciliaire ou encore le flou qui stimule l'accommodation.

Les autres facteurs

La pression intra-oculaire joue certainement un rôle dans le développement normal de l'œil auquel elle participe en exerçant une certaine pression sur ses parois. Son implication dans la myopie a été suggérée, car les yeux atteints de glaucome unilatéral sont myopes, mais les tentatives thérapeutiques visant à faire baisser la pression intra-oculaire chez les myopes, bien qu'efficaces sur le plan de la pression intra-oculaire, se sont soldées par un échec en ce qui concerne le contrôle de l'évolution de la myopie.

L'affaiblissement des parois sclérales a été également incriminé. C'est le mécanisme qui intervient probablement lors de certaines maladies graves, des grandes poussées fébriles ou encore à la suite de carences nutritionnelles très importantes. Dans ces situations, une aggravation de la myopie peut parfois s'observer.

Les périodes sensibles

On peut également penser qu'il existe des périodes précises pendant lesquelles l'œil est particulièrement sensible à l'un ou l'autre de ces facteurs environnementaux, cela aussi bien en ce qui concerne le développement de la réfraction normale que celui de la myopie. La période postnatale est probablement une période pendant laquelle l'œil est particulièrement sensible aux facteurs visuels, car il est en pleine croissance. Mais il est probable que ces facteurs visuels peuvent encore influer sur l'état réfractif à l'âge adulte puisque la myopie peut progresser ou apparaître bien après l'arrêt de la croissance de l'organisme.

Quelles sont les implications de ces recherches pour le traitement de la myopie?

La détermination des mécanismes visuels exacts qui entrent en jeu dans la myopie pourrait permettre de mettre au point un traitement optique efficace pour lutter contre ce défaut. Jusqu'ici, les moyens proposés, les verres à foyers progressifs par exemple, ne montrent qu'une efficacité limitée parce que justement ils n'agissent probablement pas sur la cause précise du problème.

Un autre point important pour le traitement de la myopie serait de repérer les myopes dont le terrain héréditaire prédispose à une certaine évolutivité de la maladie. On sait que seules certaines myopies progressent et c'est sur ces myopies que devra porter un éventuel traitement préventif. L'identification de certaines caractéristiques de leur terrain pourrait faciliter le dépistage des sujets à traiter.

Enfin, et c'est sans doute l'implication majeure des dernières découvertes, la mise en évidence de substances sécrétées par la rétine agissant directement ou indirectement sur la sclère pour en provoquer la distension, permet d'envisager une action médicamenteuse contre la myopie. Par exemple, si l'on prouve que la diminution d'une substance chimique dans la rétine est reliée à l'allongement de l'œil, l'administration de cette substance pourrait être très efficace contre la myopie et devra alors faire absolument partie de l'arsenal thérapeutique de demain.

VI

DESCRIPTION DES DIFFÉRENTES FORMES DE MYOPIE

On distingue trois sortes de myopie selon leur degré de gravité. La myopie bénigne se caractérise par un fond d'œil normal, tandis que les myopies intermédiaire et forte montrent des altérations de la rétine et de la choroïde avec, dans la myopie forte, une atteinte importante de la région entourant la macula.

Chaque myopie se caractérise donc par l'aspect du fond d'œil. Bien sûr, les trois degrés de gravité correspondent dans une certaine mesure à l'importance de la myopie mesurée par réfraction, mais la corrélation n'est pas toujours exacte : il arrive que des myopies faibles en nombre de dioptries se révèlent être de véritables myopies intermédiaires ou fortes. En effet, les altérations du fond d'œil sont dues à la distension du globe oculaire, elle-même en relation directe avec l'allongement de l'œil. Or, à cause du phénomène d'emmétropisation (cf. Développement de la myopie), l'allongement de l'œil peut être compensé par la cornée et le cristallin et les altérations rétiniennes de la myopie peuvent alors être présentes malgré une réfraction faible. C'est pourquoi le nombre de dioptries n'est pas toujours un bon reflet de l'importance de la myopie.

La myopie bénigne

La myopie bénigne représente 75 % des myopies. Elle correspond à des variations statistiques autour de la réfraction normale. En effet, chaque élément important au point de vue réfractif (cornée, cristallin ou longueur de l'œil) est dans les limites de la normale, mais la combinaison de ces trois éléments fait que l'œil est légèrement myope. Le fond d'œil ne montre donc aucune anomalie et le sujet va mener une vie parfaitement normale moyennant une correction optique adaptée tout à fait supportable.

Cette myopie survient le plus fréquemment chez l'enfant entre six et huit ans. L'enfant se plaint de vision floue de loin. Il voit mal le tableau à l'école, d'où le nom également de myopie scolaire. En plissant les yeux, il réussit à compenser son handicap.

Un ophtalmologiste ou un optométriste détecte facilement à l'examen la baisse de la vision de loin qui est souvent très importante même si la myopie est minime.

De près, la vision est excellente et le reste à tout âge. En effet, à l'âge de la presbytie, les myopes faibles tirent avantage de leur myopie : ils n'ont pas besoin de lunettes pour lire ou en ont besoin plus tard, car leur œil étant déjà trop convergent, ils n'ont pas besoin de compenser la faiblesse de leur cristallin (cf. Qu'est-ce que la myopie?).

Par contre, le fait de moins se servir de leur accommodation peut favoriser chez les enfants une faiblesse de la convergence pouvant aboutir à un strabisme en divergence (cf. strabisme), mais celui-ci répond généralement très bien au traitement orthoptique.

Le problème de la myopie faible est qu'elle peut évoluer. La progression est indépendante de la croissance de l'enfant et son importance varie selon les individus. Elle s'étend sur toute la deuxième décade de la vie et se stabilise plus ou moins vers vingt ans, mais elle peut reprendre à l'âge adulte à l'occasion d'une altération de l'état général, d'une grossesse, ou d'un travail sollicitant la vision de près de façon importante.

La myopie peut se manifester à l'âge adulte. Parce qu'elle survient sur un œil ayant fini de grandir, elle est toujours faible, mais peut être suffisante pour nécessiter le port de lunettes. Sa survenue serait favorisée par une intense activité visuelle en vision de près. Ses causes sont mal connues, mais il est possible qu'elle ne soit que la progression d'une myopie préexistante très faible. On doit être sûr également qu'elle ne corresponde pas à l'apparition d'un début de cataracte ou d'un diabète qui entraînent tous deux une myopie d'origine cristallinienne. L'examinateur s'assure également qu'elle n'est pas en relation avec un spasme du muscle ciliaire qui peut survenir dans de nombreuses occasions (cf. Causes de la myopie) et qui n'entraîne qu'une myopie transitoire.

La myopie intermédiaire

Les lésions de l'œil

La myopie intermédiaire est caractérisée par un œil anormal, allongé vers l'arrière.

Du fait de cet étirement, les tissus oculaires sont distendus. La sclère, qui est un tissu élastique, supporte assez bien cette distension, mais la choroïde et la rétine, qui sont des tissus plus fragiles et plus complexes, résistent mal à cette contrainte et sont le siège d'altérations témoignant de la souffrance de ces tissus. La choroïde est un tissu contenant de nombreux vaisseaux sanguins qui assurent la nutrition d'une très grande partie de la rétine. Étirée, ses vaisseaux s'obstruent, se raréfient et ne peuvent plus assurer leurs fonctions. La rétine, amincie par l'étirement et mal vascularisée, va donc se détériorer. Des zones fragilisées, d'aspect caractéristique à l'examen du fond d'œil, vont apparaître. Ce sont ces altérations à l'origine des complications de la myopie que l'ophtalmologiste surveille attentivement à l'examen du fond d'œil.

Les troubles ressentis

La myopie intermédiaire représente 20 % des myopies. Elle se manifeste plus tôt que la myopie bénigne, donc généralement un peu avant l'âge scolaire. Elle progresse pendant les deux premières décades de la vie et continue à évoluer à l'âge adulte.

De loin, la correction optique par verres de lunettes peut ne pas être parfaite, car plus la myopie est forte, moins la correction optique est de bonne qualité et ces sujets tireront bénéfice d'une adaptation en lentilles de contact ou d'une correction par la chirurgie réfractive. Mais, une fois corrigée de manière performante, la vision est excellente car, contrairement aux myopes forts, les myopes intermédiaires ont rarement des lésions importantes au niveau de la macula.

Les myopes intermédiaires se plaignent souvent de mouches volantes. Celles-ci peuvent prendre la forme de petits points, de cercles, de filaments ou de toiles d'araignées. Elles sont dues à une détérioration du vitré qui perd son homogénéité. Ce phénomène qui se manifeste dans les yeux normaux à un âge avancé est très précoce chez les myopes. Des condensations du gel vitréen se déplacent au milieu d'une masse liquéfiée. Ces condensations ou corps flottants projettent sur la rétine des ombres qui sont particulièrement perceptibles quand leur contraste est augmenté en pleine luminosité ou sur un fond uni comme une feuille blanche ou un ciel bleu. Leur mobilité est déclenchée par les mouvements du globe oculaire. Il n'y a pas de traitement pour les corps flottants, mais avec le temps, ils deviennent moins gênants car ils sédimentent au fond du globe.

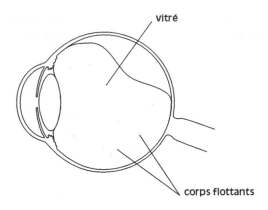

vitré

corps flottants

FIGURE 18 : Corps flottants du vitré

La nuit, les myopes peuvent être encore plus gênés que le jour à cause de l'augmentation de la myopie (cf. Myopie nocturne).

Malgré tout, en dehors des contraintes d'une correction optique relativement importante et des désagréments causés par les mouches volantes, les myopes intermédiaires sont peu handicapés par leur vision. La gravité de leur myopie se situe au niveau de leur fond d'œil où les lésions de la rétine sont parfaitement silencieuses, mais constituent un véritable danger potentiel.

Le fond d'œil

Comment examine-t-on le fond d'œil?

Tout d'abord, la pupille est dilatée à l'aide de gouttes qui agissent sur le muscle de l'iris. En effet, les lésions de la myopie se situent à la périphérie de la rétine (figure 1) et ne sont visibles que si la région accessible à l'examen est suffisamment large.

L'examen du fond d'œil s'effectue à l'aide d'un ophtalmoscope. Cet instrument est muni d'une optique réglable qui compense le défaut de réfraction du sujet et d'une lumière qui éclaire l'intérieur de l'œil. Il existe différents types d'ophtalmoscopes, chacun ayant ses avantages pour un type d'examen donné.

L'ophtalmoscope le plus simple permet une observation directe du fond d'œil à travers une optique approchée très près de l'œil du patient. Mais cet instrument ne permet pas d'examiner la périphérie du fond d'œil. Pour cela, on a recours à l'ophtalmoscopie indirecte où l'observation du fond d'œil se fait par l'interposition d'une loupe ou d'un verre de contact comportant des miroirs.

Un ophtalmoscope indirect particulièrement utilisé consiste en une optique et un éclairage situés sur un casque porté par l'observateur. Cet appareillage est complété par une loupe maintenue devant l'œil du patient dont le grossissement donne une vue plus ou moins étendue du fond d'œil. L'examinateur appuie sur l'œil à l'aide d'un petit instrument afin d'amener dans son champ de vision les zones périphériques qui seraient sinon inaccessibles à l'examen. Le patient examiné est étendu sur un siège inclinable.

Une autre possibilité d'ophtalmoscopie indirecte consiste à examiner le sujet grâce à un verre de contact comportant des miroirs dans lesquels se reflète la périphérie du fond d'œil. Le patient est assis à la table d'examen et son œil anesthésié par des gouttes.

Enfin, on peut également voir le fond d'œil sans appliquer de verre de contact en utilisant une petite loupe que l'on tient également ment entre l'œil du patient et l'optique de la table d'examen.

Quelle que soit la méthode utilisée, l'examen du fond d'œil n'est pas douloureux. Il est juste éblouissant.

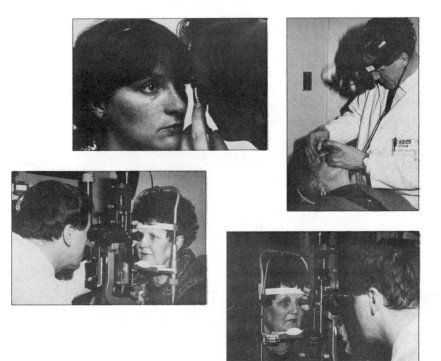

FIGURE 19 : Les différents ophtalmoscopes

Que voit-on ?

Par rapport à un fond d'œil normal, le fond d'œil myope est plus pâle, car les tissus étirés et amincis laissent voir la sclère blanche par transparence.

La papille est agrandie, déformée et entourée d'un croissant blanchâtre car l'étirement des structures décale l'implantation des tissus sous-jacents à la rétine autour de la papille. Ainsi, tout au bord de la papille, la rétine, au lieu d'être appliquée sur la choroïde, recouvre directement la sclère, d'où l'aspect de croissant blanchâtre.

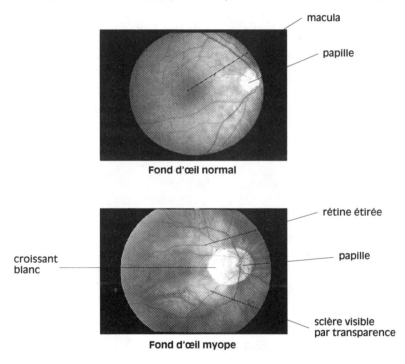

Fond d'œil normal

Fond d'œil myope

FIGURE 20 : Le fond d'œil

En périphérie du fond d'œil, on peut observer différents aspects qui correspondent aux altérations de la rétine fragilisée par la myopie. Ces lésions portent des noms qui peuvent sembler hétéroclites (palissades, givre, blanc, paviments, etc.), mais ceux-ci font référence à leur aspect en ophtalmoscopie et datent des premières observations du fond d'œil.

L'évolution

L'évolution de la myopie intermédiaire est marquée par la possibilité d'un décollement de rétine (cf. Complications). Cette complication est assez fréquente. Ce sont les lésions de la périphérie rétinienne qui en sont à l'origine. *D'où l'intérêt de l'examen et de la surveillance régulière du fond d'œil des myopes afin d'effectuer un traitement préventif au niveau de ces lésions.*

En dehors du décollement de rétine, le myope intermédiaire est plus susceptible qu'un sujet normal de développer un glaucome.

Une cataracte peut également se manifester assez précocement (cf. Complications).

La myopie forte

Les lésions de l'œil

Il existe, comme dans la myopie intermédiaire, un allongement de l'œil vers l'arrière, mais celui-ci est ici poussé à l'extrême sous la forme d'un allongement supplémentaire. Cette sorte d'ombilication caractéristique de la myopie forte s'appelle le staphylome myopique.

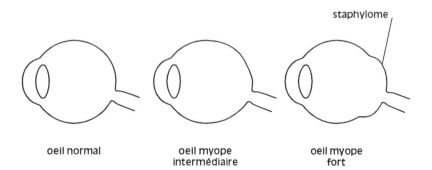

staphylome

| oeil normal | oeil myope intermédiaire | oeil myope fort |

FIGURE 21 : Le staphylome myopique

Cette zone où la rétine et la choroïde sont étirées au maximum est extrêmement fragile et constitue le site privilégié des complications du myope fort. Malheureusement, c'est dans cette région que se situe la macula, zone dévolue à la vision la plus fine, celle des détails et des couleurs. C'est pourquoi la myopie forte est responsable des altérations de la vision les plus graves.

Les troubles ressentis

Les myopes forts ne représentent que 5 % des myopes. Cette forme de myopie, présente dès la naissance, progresse sans cesse et peut atteindre de ce fait à l'âge adulte des valeurs impressionnantes.

Chez un nourrisson très myope, un strabisme survient souvent et motive la consultation qui permettra de faire le diagnostic. En l'absence de strabisme, la myopie forte est parfois difficile à détecter (cf. Myopie et enfant) et c'est seulement en testant la vision de l'enfant que l'on parviendra à la découvrir.

Dès la myopie mise en évidence, l'enfant devra porter des lunettes et vivre avec une importante correction optique toute sa vie. Malheureusement, même avec la correction optique la mieux adaptée, on ne réussit pas toujours à donner une bonne vision, d'une part à cause des effets indésirables produits par les très fortes corrections, d'autre part parce que la rétine est extrêmement amincie à l'endroit où elle est la plus performante, au niveau de la macula. Malgré tout, la vision reste largement suffisante pour mener une vie normale jusqu'à ce qu'apparaissent les complications maculaires (cf. Complications).

Les myopes forts, comme les myopes intermédiaires, sont également gênés par les corps flottants et ressentent parfois péniblement l'augmentation de leur myopie à la noirceur.

Le fond d'œil

On retrouve les mêmes particularités que le fond d'œil du myope intermédiaire, mais les altérations sont plus accentuées. On note en plus la présence du staphylome myopique dont on voit les limites sous la forme d'une marche d'escalier.

L'évolution

Ce sont les complications maculaires qui caractérisent l'évolution des myopies fortes (cf. Complications). Leur survenue dépend de l'importance de la myopie et de la rapidité de sa progression. Plus la myopie est forte et rapidement progressive, plus elles sont précoces. Ainsi les lésions graves menaçant la vision peuvent survenir chez des sujets jeunes souvent encore en activité professionnelle.

Les myopes forts ne sont pas à l'abri d'un décollement de rétine, ce qui justifie la surveillance régulière de leur fond d'œil. Néanmoins, on note une nette diminution de cette complication par rapport aux myopies intermédiaires probablement parce que le vitré, chez les myopes forts, se décolle plus tôt alors que la rétine périphérique est suffisamment solide pour résister aux tractions.

Enfin, la survenue d'un glaucome ou d'une cataracte précoce n'est pas rare.

VII
LES COMPLICATIONS
DE LA MYOPIE

Le décollement de la rétine

Il complique essentiellement l'évolution des myopies intermédiaires.

Qu'est-ce que c'est?

C'est un épanchement de liquide entre les deux feuillets de la rétine (figure 3). Le feuillet contenant les cellules visuelles n'étant plus accolé au feuillet pigmenté, les cellules ne peuvent plus fonctionner. Elles ne transforment plus l'énergie lumineuse en influx électrique : il n'y a donc plus de vision.

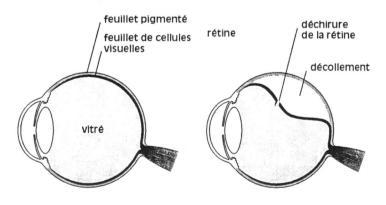

FIGURE 22 : Décollement de rétine

Lorsque le décollement survient au niveau de la macula, zone de la vision des détails, l'acuité visuelle chute brutalement, mais lorsque la rétine commence à se décoller en périphérie, comme c'est le cas le plus fréquent, l'arrêt de la vision se traduit par l'apparition d'une tache noire restant à la même place, quelle que soit la direction du regard. Cette tache a tendance à s'agrandir au fil des heures et des jours.

Comment survient-il?

Deux conditions sont nécessaires à la survenue d'un décollement de rétine:

– La rétine doit être fragilisée

La myopie étire les tissus oculaires, ce qui les fragilise et entraîne des lésions que l'on repère à l'examen du fond d'œil.

– Des tractions doivent s'exercer sur la rétine

Le vitré est fixé à la rétine en plusieurs endroits. Avec l'âge, le vitré, qui a la consistance d'un gel, se dégrade. Il se liquéfie en partie et se rétracte dans le fond du globe oculaire. Ce phénomène, appelé décollement du vitré, se produit chez tout le monde habituellement vers soixante ou soixante-dix ans.

Quand le vitré, en se rétractant, tire sur une rétine normale, il arrive rarement des complications. Mais chez les myopes, le vitré tire sur une rétine fragilisée, ce qui risque de la déchirer ou de la trouer. À ce moment, le liquide du vitré s'infiltre à travers le trou ou la déchirure et va se localiser entre les deux feuillets rétiniens, décollant la rétine visuelle.

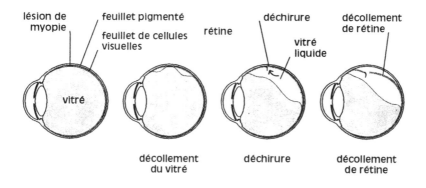
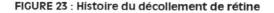

FIGURE 23 : Histoire du décollement de rétine

Quels sont les signes de survenue?

Les signes du décollement du vitré

Quand le vitré se décolle, il peut provoquer la perception de petits éclairs. Ces anomalies sont dues à de petites tractions de la rétine par le vitré lors des mouvements du globe oculaire. Ces manifestations peuvent être ressenties chez tout le monde à un certain âge puisque le décollement du vitré est un événement tout à fait normal.

Les signes de déchirure

Une déchirure de la rétine produit exactement les mêmes manifestations à la nuance près que les éclairs sont théoriquement plus intenses. Il est donc tout à fait recommandé de consulter dès que l'on ressent de telles anomalies, car seul l'examen de l'ophtalmologiste pourra faire la différence. Parfois le vitré, en déchirant la rétine, emporte un petit vaisseau sanguin qui se rompt. Ce petit saignement dans le vitré se traduit par la perception d'une multitude de petits points noirs comme une pluie de suie.

Les signes de décollement de rétine

Le plus souvent, les signes de déchirure passent inaperçus et c'est une ombre ou une tache noire bien localisée en haut ou en bas ou d'un côté de l'œil qui motive la consultation. Cette tache, qui correspond à la zone de rétine décollée, s'agrandit au fil des heures et des jours et la vision finit par chuter quand le décollement arrive au niveau de la macula, au centre de la rétine, siège de la vision des détails (figure 24).

La perception de ces anomalies doit conduire à une consultation ophtalmologique d'urgence, car la récupération visuelle est d'autant meilleure que la macula n'est pas encore décollée ou qu'elle ne l'est pas depuis trop longtemps. Il n'y a jamais de douleur lors d'un décollement de rétine, ni de rougeur oculaire. Seul, l'examen du fond d'œil par un spécialiste peut affirmer le diagnostic.

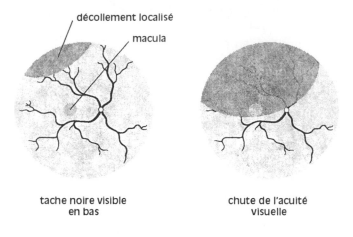

FIGURE 24 : Progression d'un décollement de rétine

Quel est son traitement?

Le diagnostic d'un décollement de rétine impose une hospitalisation d'urgence dans un centre équipé pour traiter ces accidents. En effet, dès que la rétine est soulevée par du liquide, le laser est absolument inefficace et le traitement relève uniquement de la chirurgie.

Le chirurgien de la rétine auquel le patient est référé va réexaminer soigneusement son patient en s'attardant en particulier sur l'examen du fond d'œil, dont il doit avoir une connaissance parfaite pour mener à bien l'intervention. Pour cela, il consigne sur un dessin (figure 25) tous les renseignements qui lui seront utiles, en particulier la localisation exacte des déchirures, l'état de la rétine, du vitré, les limites du décollement. Cet examen très minutieux est souvent long, mais parfaitement indispensable. C'est en fonction de ces renseignements, des antécédents du patient et de son âge que le chirurgien décidera de la technique chirurgicale qu'il va adopter.

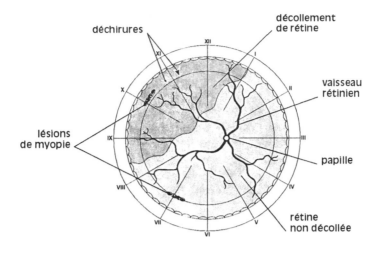

FIGURE 25 : Dessin du décollement de rétine

En quoi consiste l'intervention?

Il existe différents procédés chirurgicaux. Quelle que soit la technique choisie, le but recherché est de fermer la déchirure à l'origine du décollement. Pour cela, on rapproche les deux feuillets de rétine décollés et on crée une adhérence entre eux au niveau de la déchirure.

Comment se déroule l'intervention?

Ces interventions se réalisent généralement sous anesthésie générale, mais parfois sous anesthésie locale, selon l'état général et l'âge du patient.

Les décollements de rétine simples

Dans les cas les plus simples, tout se passe à l'extérieur de l'œil. Le chirurgien commmence par décoller la conjonctive qui s'attache autour de la cornée et qui recouvre les muscles insérés autour de l'œil. Il passe des fils sous les muscles pour pouvoir mobiliser l'œil et dégager la sclère sur laquelle il va travailler. Il repère ensuite par ophtalmoscopie la déchirure responsable du décollement et marque son emplacement sur la sclère. Puis il applique sur la sclère en regard de la déchirure du froid ou du chaud. La sclère n'est pas du tout endommagée par ces traitements et les transmet très bien aux tissus sous-jacents. À l'endroit où ils ont été appliqués, ces

traitements créent en quelques semaines des cicatrices qui sou-
dent la déchirure et le feuillet dans lequel elle s'est produite au
feuillet pigmenté et aux tissus sous-jacents de l'œil.

Il faut également rapprocher les deux feuillets. Pour cela, toujours au niveau de la déchirure, on repousse la sclère contre la
rétine en fixant différents matériaux qui la font bomber vers
l'intérieur du globe. Puis, par un tout petit trou, on fait s'écouler le
liquide contenu dans le décollement de rétine. Ces deux opéra-
tions suffisent généralement pour ramener les deux feuillets décollés en contact. Sinon, on injecte à l'intérieur de l'œil de l'air ou
du gaz afin de repousser la rétine vers la sclère. Après quoi, on
ramène la conjonctive sur l'œil et on la suture soigneusement
autour de la cornée.

Le gaz que l'on injecte dans l'œil a la particularité de s'expandre,
permettant ainsi de repousser progressivement la rétine contre la
paroi du globe oculaire. Il persiste plus longtemps que l'air et ne
provoque aucun trouble. Selon sa nature et la quantité injectée, il
se résorbe entre 48 heures et plusieurs semaines.

Une fois injecté dans l'œil, le gaz doit s'appliquer contre la déchirure pour être efficace. On demande donc au patient de positionner
la tête de telle façon que la bulle de gaz se localise exactement au
bon endroit.

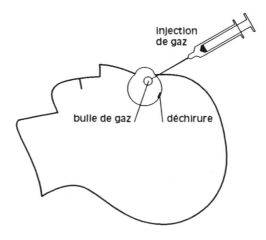

FIGURE 26 : Injection de gaz dans l'œil

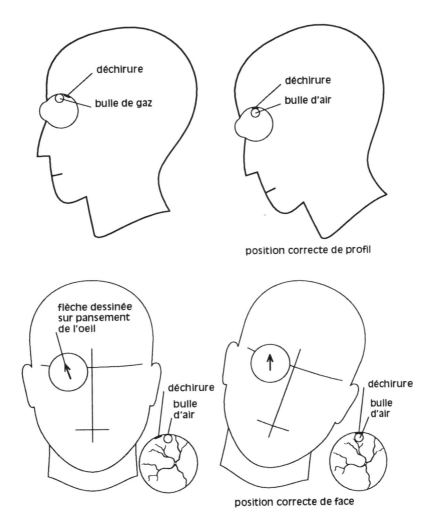

FIGURE 26 : Injection de gaz dans l'œil (suite)

Les décollements de rétine compliqués

Parfois, le cas est plus compliqué. Le vitré peut être trop trouble pour permettre de voir correctement la rétine, ou encore il peut s'organiser en brides qui tirent sur la rétine et risquent de compromettre le résultat de l'intervention. Il faut alors réaliser une vitrectomie. Cette intervention s'effectue sous contrôle du microscope opératoire et consiste, à l'aide d'un petit instrument, le vitréotome, qui coupe et qui aspire en même temps, à enlever tout le vitré. Celui-ci est remplacé sans inconvénient par du liquide physiologique.

Dans des cas encore plus rares et plus graves, l'injection de gaz ne suffit pas à réappliquer la rétine. On utilise alors de l'huile de silicone que l'on injecte et que l'on laisse dans la cavité vitréenne le plus longtemps possible afin qu'elle maintienne la rétine accolée. Cette substance n'est pas dénuée d'effets secondaires (elle peut provoquer du glaucome ou de la cataracte), aussi n'est-elle utilisée qu'en dernier recours.

Les décollements de rétine particuliers

Certains décollements limités autorisent une technique beaucoup plus simple. Sous anesthésie locale, on injecte du gaz dans l'œil. La simple action de la bulle suffit à fermer la déchirure et à rapprocher les deux feuillets. Vingt-quatre heures suffisent généralement à obtenir l'accolement. L'adhérence est ensuite consolidée par l'application de froid en regard de la déchirure directement à travers la conjonctive ou bien par du laser.

Quelles sont les suites opératoires?

Dans le cas d'une chirurgie conventionnelle, la durée de l'hospitalisation varie de deux à une quinzaine de jours. La durée dépend de l'état local et de l'évolution. L'arrêt de travail est en général de deux mois. Les soins locaux comportent un pansement local au début et des gouttes pendant quelques semaines. S'il y a eu une injection de gaz, le patient doit se positionner selon les indications afin que l'efficacité de la bulle soit maximale.

On recommande au patient de se reposer, de ne pas fournir d'effort pouvant augmenter de façon importante la pression sanguine dans les vaisseaux de l'œil. Ceux-ci sont en effet fragiles après une intervention et une hémorragie ne viendrait que compliquer l'évolution. De même, les mouvements brutaux de la tête et encore moins les traumatismes ne sont souhaitables. La récupération visuelle est lente et progressive. Plusieurs semaines après l'opération, lorsque l'œil est bien cicatrisé, il est souvent nécessaire de modifier les verres de lunettes.

Dans le cas d'une simple injection de gaz, le repos est de mise pendant quinze jours à trois semaines, le temps que le laser ou les applications de froid cicatrisent autour de la déchirure.

Quels sont les résultats?

L'amélioration des techniques chirurgicales permet d'obtenir la guérison dans près de 90 % des cas de décollement de rétine, le plus souvent avec une bonne récupération visuelle bien que celle-ci dépende de certains facteurs. Elle est moindre quand la macula est restée longtemps décollée et lorsqu'une réaction inflammatoire se développe dans l'œil, entraînant des brides vitréennes. Parfois, le résultat n'est pas satisfaisant et il faut recourir à une seconde intervention.

Enfin, même guéri, un patient opéré n'est pas à l'abri des récidives parfois tardives, ce qui justifie toujours une surveillance ophtalmologique régulière.

De plus, quand un décollement de rétine est survenu dans un œil, il y a de grands risques que la rétine de l'autre œil suive la même évolution. On examine donc toujours soigneusement après l'intervention le deuxième œil pour mettre en évidence et traiter les lésions visibles. Mais, malgré ces précautions, il arrive qu'un décollement survienne dans les mois qui suivent.

Comment prévenir un décollement de rétine?

Les déchirures de la rétine qui sont à l'origine du décollement de rétine sont dues aux tractions du vitré sur les zones de rétine fragilisées par la myopie. On ne peut pas empêcher le vitré de se rétracter ni de tirer sur la rétine, mais on peut par contre consolider la rétine au niveau des zones fragiles que l'on aura repérées à l'examen du fond d'œil. C'est en cela que consiste le traitement préventif du décollement de rétine.

Le traitement préventif par le laser

Il consiste à faire des applications de laser tout autour de la zone de rétine susceptible de se déchirer. Le laser employé pour ce traitement provoque de petites brûlures dont les cicatrices font adhérer solidement les deux feuillets rétiniens l'un à l'autre, les empêchant de se décoller. Le laser s'applique autour des zones altérées ou même autour des trous et déchirures constituées à condition qu'il n'y ait pas de liquide, donc de décollement de rétine, sous-jacent.

Après avoir anesthésié localement l'œil par des gouttes, l'ophtalmologiste applique un verre de contact identique à celui qui lui sert à observer le fond d'œil. Il repère ainsi les lésions qu'il doit traiter. Sur une table d'examen ophtalmologique est branché le rayon laser que l'ophtalmologiste applique alors sous contrôle visuel. Pendant la séance de laser, le patient peut percevoir une sensation de chaleur, des flashes lumineux, mais rarement de douleurs réelles.

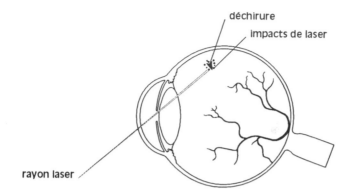

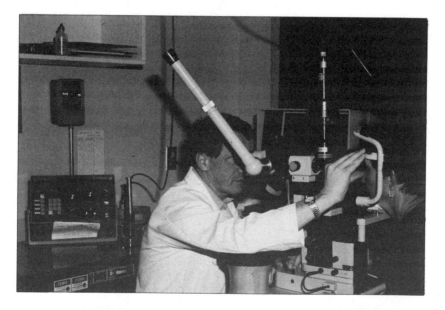

FIGURE 27 : Traitement d'une déchirure au laser

Le traitement préventif par la cryothérapie

Cette méthode consiste à faire des applications de froid à l'aide d'une sonde branchée sur une bouteille d'azote liquide. On réalise des applications sur la sclère à travers la conjonctive et en regard de la zone à traiter. Ce traitement aboutit au même résultat que le laser, c'est-à-dire qu'il crée une adhérence entre les deux feuillets de la rétine au niveau de la déchirure.

Cette méthode se pratique sous anesthésie locale par gouttes en ajoutant une petite injection d'anesthésique sous la conjonctive. Le patient est allongé.

On la réserve aux lésions très périphériques difficilement accessibles au laser ou quand une cataracte gêne la visibilité de l'opérateur et le passage du rayon laser.

Ces traitements sont très efficaces pour prévenir le décollement de la rétine, d'où l'intérêt d'un examen régulier (au moins une fois par an) du fond d'œil pour dépister la survenue des zones dangereuses.

Les complications maculaires

Les différentes lésions

Elles compliquent l'évolution des myopies fortes. La distension considérable de l'œil en regard de la macula va retentir sur cette zone, siège de la vision la plus fine. De la même façon qu'en périphérie, les lésions que l'on voit à ce niveau sont dues à la fois à l'étirement des tissus et à leur mauvaise nutrition.

Ces lésions sont de nature très variable : la rétine peut s'amincir par endroits à un point extrême jusqu'à parfois disparaître complètement; des trous et des déchirures peuvent se développer comme en périphérie. Il peut se produire également des craquelures des membranes situées en dessous de la rétine qui déchirent souvent au passage des vaisseaux choroïdiens qu'elles font alors saigner. Enfin des «néovaisseaux» peuvent apparaître. Ce sont de fins lacis vasculaires développés à partir d'un vaisseau choroïdien. Ces néovaisseaux sont une sorte de réaction au manque de vascularisation, mais sont malheureusement totalement inefficaces et très fragiles, provoquant facilement des hémorragies.

Comment se manifestent-elles?

L'acuité visuelle des myopes forts baisse à cause de toutes ces lésions. Les zones de rétine amincie font diminuer la vision progressivement, mais inexorablement. À ces endroits en effet, la rétine ne peut plus assurer correctement ses fonctions et aucune correction optique ne pourra améliorer le problème. Malgré tout, la région la plus centrale est longtemps respectée et durant tout ce temps, la vision est conservée.

Les hémorragies, elles, font chuter brusquement la vision et poussent le myope à consulter d'urgence son ophtalmologiste.

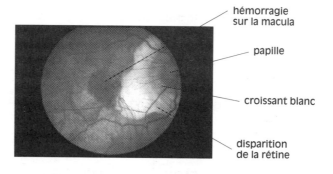

hémorragie
sur la macula

papille

croissant blanc

disparition
de la rétine

FIGURE 28 : Hémorragie maculaire

De même, à la suite d'un trou ou d'une déchirure, la rétine peut se décoller. Comme la région de la macula est l'endroit qui donne la meilleure vision, celle-ci va chuter également brusquement.

La vision peut également être déformée. C'est le signe le plus caractéristique de l'apparition d'un néovaisseau. À la lecture, les lignes, au lieu d'être droites, sont ondulées et les lettres déformées.

L'ophtalmologiste sait combien ces baisses de la vision ou ces déformations sont angoissantes pour son malade. Il va donc faire son possible pour l'examiner rapidement. Après avoir écouté les signes décrits par son patient, il examine son fond d'œil. S'il voit un décollement de la rétine, les dispositions seront prises en vue de l'intervention. Dans les autres cas, il doit bien souvent compléter son examen par une angiographie en fluorescence.

Qu'est-ce qu'une angiographie en fluorescence?

Cet examen consiste à injecter dans une veine du bras un liquide fluorescent qui diffuse dans la circulation sanguine. Quand ce liquide arrive au niveau du fond d'œil, il imprègne tous les vaisseaux de la rétine et de la choroïde. À l'aide d'un appareil équipé de filtres spéciaux sensibles à la fluorescence, l'ophtalmologiste visualise tout le système vasculaire du fond d'œil et prend à un rythme rapide des photos du passage du colorant dans ces vaisseaux. Cet examen lui permet de repérer certaines anomalies, en particulier l'origine d'une hémorragie ou des vaisseaux anormaux comme les néovaisseaux. L'angiographie permet en outre de préciser la localisation des néovaisseaux par rapport au centre de la macula, ce qui est très important pour décider de l'opportunité de leur traitement par le laser.

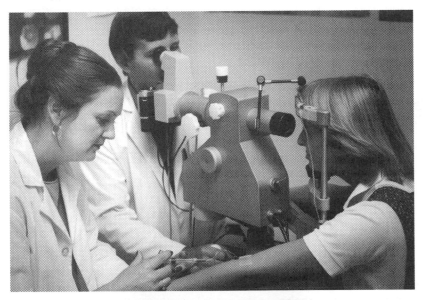

A : Injection du liquide fluorescent

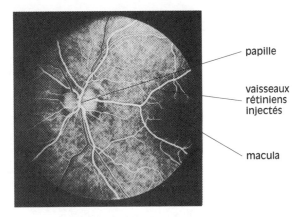

B : Résultat de l'angiographie

FIGURE 29 : Angiographie

Quel est le pronostic des différentes complications maculaires?

Grâce à son examen et à l'angiographie, l'ophtalmologiste peut préciser l'origine de la baisse de la vision.

S'il s'agit d'une hémorragie provoquée par la rupture d'un vaisseau normal sous l'effet de l'étirement des tissus, le pronostic est bon. L'hémorragie disparaît en quelques semaines ou quelques mois, selon son importance, et le sujet récupère progressivement sa vision. Mais ce peut être aussi un néovaisseau qui a saigné. Dans ce cas, le pronostic est moins bon. L'hémorragie se résorbe, mais le néovaisseau persiste et la vision ne remonte que partiellement. En fonction de sa localisation, on peut éventuellement tenter un traitement au laser afin de le faire disparaître et éviter qu'il saigne de nouveau. Mais le laser est rarement envisageable, car les néovaisseaux sont généralement trop proches du centre de la macula. En effet, les impacts de laser provoquent une légère brûlure qui détruit non seulement les néovaisseaux, mais aussi la rétine sur laquelle ils se sont développés. Dans une localisation éloignée de la macula, cela n'a pas de retentissement sur la vision mais, appliqué au centre de la macula, le laser détruirait irrémédiablement la zone qui procure la meilleure vision.

Les autres complications

D'autres complications peuvent émailler l'évolution d'une myopie forte ou intermédiaire.

La cataracte

La cataracte, qui est l'opacification du cristallin, survient plus précocement chez les myopes que chez les sujets normaux. Il semble que plus la myopie est forte, plus la cataracte est précoce.

Comment se manifeste-t-elle?

Elle se manifeste le plus souvent par une vision floue et une mauvaise perception des couleurs qui semblent délavées (surtout le bleu), mais la cataracte peut se révéler également par une augmentation de la myopie, car le cristallin, en s'opacifiant, augmente son index de réfraction donc sa puissance de convergence. Le plus souvent, cette diminution de la vue alarme le sujet myope qui craint une poussée évolutive de sa myopie; le fait d'apprendre qu'il a une cataracte à opérer ne le rassure pas pour autant.

Quel est son traitement?

Le traitement est l'ablation du cristallin opacifié. Ce traitement requiert une intervention chirurgicale. On ne peut pas enlever une cataracte par le laser.

Avant l'intervention

L'ophtalmologiste évalue le plus précisément possible l'état de la rétine centrale qui contient la macula, car c'est de son intégrité que dépend la récupération visuelle. Il recherchera également toute lésion dangereuse susceptible d'entraîner un décollement de rétine et la traitera, s'il en existe, avant d'opérer si la transparence du cristallin le lui permet. En effet, l'opacification du cristallin gêne également la visibilité de l'observateur.

Une échographie de l'œil sera également effectuée. Cette technique qui utilise les ultrasons permet de mesurer exactement la longueur de l'œil ainsi que différents autres paramètres. Elle permet de déterminer s'il est nécessaire d'implanter une lentille intra-oculaire et quelle doit être sa puissance. En effet, chez les myopes forts (supérieurs à dix dioptries), la myopie compense la puissance du cristallin que l'on va enlever. Chez les myopes intermédiaires, la myopie n'est pas suffisante pour remplacer totalement le cristallin et il est nécessaire, pour que les images se forment sur la rétine, d'implanter une lentille intra-oculaire qui permet, comme le cristallin, la convergence des rayons lumineux sur la rétine. La puissance de convergence de cette lentille (appelée aussi implant intra-oculaire) sera fonction de l'importance de la myopie, des différentes mesures effectuées et de la vision que l'on veut privilégier (de loin ou de près).

L'opération

L'intervention se déroule de la même façon qu'une intervention de cataracte chez une personne âgée, quoiqu'elle soit rendue un peu plus délicate du fait des modifications de l'œil par la myopie. Elle s'effectue le plus souvent sous anesthésie locale. La technique la plus utilisée actuellement consiste à enlever l'intérieur du cristallin et à laisser une grande partie de son enveloppe de façon à préserver cette barrière naturelle qui existe entre, d'une part, le vitré et la rétine à l'arrière et, d'autre part, tous les éléments de l'œil situés en avant du cristallin. Ceci diminue le risque de complications liées à l'intervention de cataracte. Dans un certain nombre de cas, l'enveloppe laissée peut à son tour s'opacifier. On parle alors de cataracte secondaire. On traite celle-ci très facilement par le laser (un laser différent de celui qui sert à traiter la rétine) qui perce cette enveloppe en son centre de manière à libérer l'axe visuel. Seule cette opacification de l'enveloppe du cristallin, contrairement à l'opacification du cristallin en entier, peut être traitée par le laser.

Les résultats

Les résultats sont très satisfaisants et les myopes forts sont parfois surpris de voir mieux que jamais après l'intervention.

En effet, l'ablation du cristallin chez les myopes forts agrandit l'image qui se projette sur la rétine, d'où l'amélioration de la perception des détails. Mais cette amélioration dépend de l'intégrité de la macula. Les complications survenues dans cette région (hémorragie, néovaisseau, atrophie) compromettront la récupération visuelle.

Le glaucome

Le glaucome est plus fréquent chez les myopes que dans la population normale, peut-être à cause de certains facteurs héréditaires qui seraient communs aux deux maladies.

Qu'est-ce que le glaucome?

C'est une augmentation de la pression (ou tension) à l'intérieur de l'œil. L'humeur aqueuse, le liquide qui se trouve derrière la cornée, est sécrétée par le corps ciliaire derrière l'iris et évacuée à travers un filtre, appelé trabéculum, situé dans l'angle formé par la cornée et l'iris. Les quantités sécrétées et éliminées sont équivalentes de telle sorte que la pression à l'intérieur de l'œil est constante. Dans le glaucome chronique, qui est celui que l'on rencontre le plus fréquemment chez le myope, le trabéculum s'obstrue et gêne l'évacuation de l'humeur aqueuse, ce qui aboutit à une élevation progressive de la pression. Cette hyperpression dans l'œil comprime le nerf optique, entraînant la destruction de certaines fibres optiques et de la partie correspondante du champ visuel. Le glaucome, d'autre part, réagit sur la myopie. En effet, l'augmentation de la pression à l'intérieur de l'œil contribue à le distendre encore plus, accroissant encore la myopie.

Comment se manifeste-t-il?

Le glaucome chronique se manifeste parfois par la sensation de halos colorés autour des lumières, mais généralement aucun signe particulier ne permet de le suspecter. Ce n'est que l'examen de l'œil et, en particulier, la prise de la tension oculaire qui est augmentée qui pourra mettre ce problème en évidence. La prise de la tension de l'œil fait partie de l'examen ophtalmologique systématique, d'où l'intérêt d'un examen régulier des yeux chez les myopes au moins une fois par an. Un examen du champ visuel complète l'évaluation du glaucome bien que l'interprétation de cet examen soit assez délicate à cause des lésions de la myopie qui viennent interférer avec celles du glaucome.

Une autre forme de glaucome se voit fréquemment chez le myope : le glaucome pigmentaire. Il survient chez l'adulte jeune et plus fréquemment chez les hommes. Dans ce type de glaucome, l'iris perd une partie de son pigment qui se disperse dans la chambre antérieure et s'accumule au niveau du trabéculum, contribuant ainsi à son obstruction. La dispersion pigmentaire est bien visible à l'examen et caractéristique de ce glaucome.

Quel est son traitement?

Le traitement est le même pour les deux formes de glaucome. Les gouttes constituent le premier et principal traitement. Quand le glaucome ne peut plus être équilibré avec ce simple traitement médical, on essaie un traitement par le laser, dont les applications sur le trabéculum peuvent faciliter l'écoulement de l'humeur aqueuse. Si ce traitement est encore insuffisant, on a recours à une intervention chirurgicale qui consiste à réaliser une petite trappe par laquelle s'écoule l'excédent d'humeur aqueuse.

Le strabisme (loucherie)

Qu'est-ce que le strabisme?

Le strabisme est la déviation de l'un ou des deux yeux vers l'intérieur (strabisme interne) ou vers l'extérieur (strabisme externe).

Les myopies faibles ou moyennes, surtout si elles sont bien corrigées, entraînent rarement de strabisme. Si ces troubles existent, ils répondent bien à la rééducation. Les myopies fortes, au contraire, peuvent entraîner des déviations majeures. La présence d'une différence importante de réfraction entre les deux yeux, par exemple une myopie unilatérale, favorise également la survenue d'un strabisme.

Comment le reconnaître et que faire devant un strabisme?

La constatation d'une déviation d'un œil, même intermittente, est un signe anormal qui doit toujours motiver une consultation ophtalmologique. En cela, la survenue d'un strabisme est une bonne

chose, car elle permet souvent de détecter un problème ophtalmologique insoupçonné qui, pris en main assez tôt, peut guérir.

Chez l'enfant tout petit, il n'est pas toujours facile de détecter
un strabisme. Ce n'est qu'à partir de l'âge de quatre ou six mois que
l'on peut repérer s'il existe réellement une déviation vers l'intérieur.
En effet, le repli cutané à l'angle interne des paupières (épicanthus)
cache parfois un peu l'œil et peut faire croire à un strabisme. Seul
un spécialiste des yeux pourra faire la différence. Il éclaire avec une
petite lumière les yeux de l'enfant et observe le reflet de la lumière
sur les cornées. En présence d'un strabisme, le reflet sera centré
sur la pupille d'un côté et décentré de l'autre. L'examinateur va
immédiatement rechercher la cause de ce strabisme en examinant
l'œil et en effectuant une réfraction après avoir instillé des gouttes
dans l'œil (cf. Verres correcteurs : Comment sont-ils prescrits?), ce
qui va l'amener à détecter la myopie. (Il y a, bien sûr, d'autres
causes de strabisme que la myopie.)

Le strabisme externe

C'est le plus fréquent chez les myopes. Chez eux, en effet,
l'accommodation est peu ou pas sollicitée (cf. Qu'est-ce que la
myopie?). Or, lorsqu'on regarde de près, un autre réflexe s'exerce
simultanément à l'accommmodation. C'est celui de la convergence
oculaire, qui est le rapprochement des axes visuels. Ces deux réflexes sont liés. Si le sujet se sert moins de son accommodation, le
réflexe de convergence s'affaiblit et les yeux ont tendance à diverger.

Ce strabisme intéresse plus souvent les myopes faibles ou intermédiaires, que la myopie soit unie ou bilatérale. Le début de ces
strabismes externes n'est pas très précoce. Il se situe dans l'enfance
ou l'adolescence.

Son traitement doit être institué le plus rapidement possible. Il
consiste en premier lieu à corriger au mieux la myopie, puis à
entreprendre une rééducation des yeux avec l'aide d'un orthoptiste.
Celui-ci dispose de différentes techniques instrumentales pour
mesurer la déviation et rééduquer les yeux. Ce n'est qu'en cas
d'échec des différents moyens de rééducation que l'on aura recours à une intervention chirurgicale.

Parfois, la déviation n'est qu'intermittente ou même latente.
C'est-à-dire qu'elle n'est pas apparente et que ce n'est qu'à l'examen,
en cachant alternativement un œil puis l'autre, que l'ophtalmologiste pourra mettre le strabisme en évidence. Généralement,
le sujet ne ressent aucun trouble et il n'y a aucun traitement à
entreprendre mais, parfois, il se plaint de maux de tête ou de vision
double. Dans ce cas, la rééducation orthoptique est justifiée et
suffit à corriger le trouble.

Le strabisme interne

On le voit dans les myopies fortes bilatérales.

Il peut survenir chez le petit enfant fort myope qui ne voit bien qu'en rapprochant au maximum les objets. La convergence extrêmement sollicitée finit par entraîner une déviation permanente vers l'intérieur. Le traitement comporte la correction de la myopie, une rééducation orthoptique intensive et une phase chirurgicale. Mais les résultats sont généralement assez décevants.

Ce strabisme peut se rencontrer également chez l'adulte. Il est dû au remaniement fibreux des muscles oculomoteurs qui sont en quelque sorte écrasés entre l'œil trop volumineux et la paroi osseuse de l'orbite. Le traitement est uniquement chirurgical, mais il ne donne pas non plus de bons résultats.

Enfin, il existe des cas de myopie faible bilatérale de l'adulte, qui s'accompagnent d'un strabisme interne dont on ne connaît pas bien le mécanisme, mais qui répond bien aux traitements orthoptiques.

Le cas particulier des fortes myopies unilatérales

Quand un seul œil est myope ou qu'il y a une grande différence entre les deux yeux, il existe presque toujours un strabisme associé qui peut être aussi bien externe qu'interne.

L'œil dévié peut avoir des lésions rétiniennes dues à la forte myopie. Dans ce cas, malgré une bonne correction de la myopie, cet œil ne récupérera jamais une bonne vision et le traitement du strabisme est toujours décevant.

Mais l'œil très myope qui a dévié peut avoir une rétine intacte. C'est souvent le cas des strabismes que l'on met en évidence chez le petit enfant. Dans ce cas, l'œil dévié cache un problème bien plus important que celui de la myopie : il ne voit pas bien. Non pas parce qu'il est myope, mais parce qu'il n'est pas utilisé. On dit que l'œil est amblyope (cf. Myopie et enfant).

Le traitement comportera deux phases : la première est la plus importante. Elle consiste à faire remonter la vision en corrigeant la myopie et en faisant travailler cet œil, ce qui est souvent long et difficile pour l'enfant et aussi pour les parents, mais extrêmement important à long terme puisqu'il conditionne l'avenir visuel de l'enfant.

Quand la vision est remontée, on passe à la deuxième phase : la correction chirurgicale de la déviation. Cette opération est attendue avec impatience par les familles, mais elle n'a qu'un but esthétique et son succès dépend de la vision que l'œil aura récupérée. C'est pourquoi on opère assez tard, après que l'acuité visuelle de l'œil amblyope soit remontée au maximum et que l'angle de déviation n'évolue plus. En général, l'intervention se situe entre l'âge de trois et cinq ans.

L'opération pour le strabisme consiste à renforcer les muscles défaillants et à affaiblir les muscles hyperactifs. Ce traitement se fait en chirurgie d'un jour. Les suites opératoires sont très simples. Les résultats sont généralement excellents si l'amblyopie a été bien rééduquée. La surveillance de la vision et du parallélisme des yeux est ensuite fondamentale pour prévenir d'éventuelles récidives. Elle est donc maintenue pendant plusieurs années après l'intervention.

VIII

LES MOYENS DE
CORRECTION OPTIQUE
ET LES TRAITEMENTS
DE LA MYOPIE

On entend par traitement une méthode qui permet de guérir ou d'atténuer une maladie. En ce qui concerne la myopie, un traitement véritable supposerait une action sur le défaut optique (la vision trouble de loin) et aussi sur les lésions de la rétine. Une telle efficacité impliquerait d'agir sur la cause de la myopie qui est un allongement anormal de l'œil dont on ne connaît pas exactement le mécanisme et sur lequel on sait encore moins comment agir (cf. Pourquoi la myopie axiale se développe-t-elle?). Il n'existe donc pas encore, malheureusement, de véritable traitement susceptible de «guérir» la myopie contrairement aux allégations de certains (cf. Méthodes de rééducation et suivantes).

On ne dispose, pour le moment, que de moyens de correction optique. Ceux-ci, représentés par les verres correcteurs, les lentilles de contact et la chirurgie réfractive, modifient la marche des rayons lumineux à travers l'œil et permettent ainsi à l'image de se projeter non plus en avant, mais sur la rétine. La vision sera donc nette, mais les autres problèmes liés à la myopie, c'est-à-dire les lésions de la rétine et éventuellement les autres complications (augmentation de la pression intra-oculaire par exemple), ne seront pas corrigés pour autant. La correction optique ne représente donc qu'un aspect de la prise en charge de la myopie et le sujet myope doit faire examiner ses yeux régulièrement et de manière approfondie même si, grâce à une bonne correction optique, il voit parfaitement bien.

Les verres correcteurs

Les lunettes restent encore, à l'heure actuelle, le premier type d'équipement du sujet myope et le plus utilisé. Les progrès de la technologie dans le domaine de l'optique ont apporté des améliorations considérables aux qualités optiques, au confort et à l'esthétique des lunettes.

Comment sont-ils prescrits?

La correction de loin

L'examinateur apprécie tout d'abord l'importance de la myopie par une technique qui ne nécessite pas la participation du patient. C'est ce que l'on appelle la mesure objective de la réfraction. Les méthodes et l'appareillage peuvent varier, mais le principe est le même : on balaie le fond d'œil avec une lumière et l'image qui est renvoyée à l'examinateur varie suivant la nature du défaut de réfraction (myopie, hypermétropie, astigmatisme) et son intensité. Cette mesure se fait sans correction puis en interposant des verres de puissance croissante jusqu'à neutraliser parfaitement le défaut de réfraction.

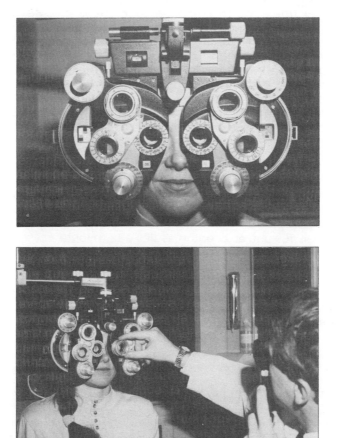

FIGURE 30 : Examen de la réfraction

On procède ensuite à la réfraction dite subjective, qui fait intervenir l'avis du patient. Celui-ci peut ainsi préciser s'il voit mieux ou moins bien, s'il se sent plus ou moins confortable avec les différentes corrections proposées. Les myopes forts, par exemple, ne supportent pas une correction totale de leur myopie, car l'image devient trop petite et l'épaisseur des verres trop inconfortable. C'est donc à ce moment que l'on détermine la correction définitive résultant du meilleur compromis entre une vision suffisante et un confort intéressant.

Chez les myopes faibles ou intermédiaires, on peut affiner encore plus la qualité de correction avec un test «rouge-vert». Le patient est invité à dire s'il voit plus nettement les lettres du tableau de lecture sur un fond rouge ou sur un fond vert. Le test est basé sur le fait que la lumière rouge converge en arrière du point où converge la lumière verte. L'œil myope étant trop long, le foyer de la lumière rouge est plus près de sa rétine et les lettres seront donc vues plus nettement dans le rouge (figures 17 et 31).

rouge   vert

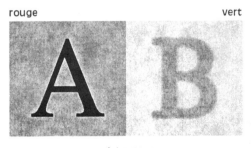

sujet myope

FIGURE 31 : Test rouge-vert

Ce test indique de façon très précise et très fiable si le sujet, avec la correction envisagée, est encore myope, s'il est devenu emmétrope ou si la correction le rend hypermétrope, ce qui est le cas quand il est trop corrigé.

Cette précision est importante, car une hypermétropie induite force les yeux à accommoder en permanence, source d'inconfort à long terme et de fatigue visuelle.

Le problème de l'accommodation

Le réflexe d'accommodation est un phénomène très important à l'égard duquel l'examinateur est toujours vigilant chez le myope.

On nomme ainsi la contraction du muscle ciliaire qui relâche la zonule et augmente la puissance convergente du cristallin. C'est par ce phénomène que nous gardons une vision nette quand nous regardons de près (cf. Comment voyons-nous? Qu'est-ce que l'accommodation?). En vision de loin, ce phénomène peut se produire de façon inappropriée lorsqu'on interpose devant l'œil les verres concaves utilisés pour corriger la myopie. L'examinateur risque alors de faire une erreur dans l'appréciation de la myopie et dans sa correction. Ce phénomène est d'autant plus intense que le sujet est plus jeune. C'est pourquoi, lorsqu'on pratique un examen de la réfraction chez les enfants, on supprime ce réflexe en instillant des gouttes d'un collyre qui paralyse le muscle ciliaire. Ces gouttes paralysent également le muscle de l'iris qui commande la fermeture de la pupille, d'où la dilatation de celle-ci (mydriase) que l'on observe alors.

La correction de près

Après avoir déterminé la correction adéquate en vision de loin, on examine la vision de près. Chez le sujet jeune dont les facultés d'accommodation sont intactes, la prescription est la même qu'en vision de loin. Chez le sujet presbyte (cf. Comment voyons-nous? Qu'est-ce que la presbytie?), on compense la faiblesse d'accommodation du cristallin par des verres convergents dont la puissance égale celle de la presbytie. On détermine cette correction en ajoutant à la correction de loin des verres convergents de puissance croissante jusqu'à ce qu'ils permettent la lecture d'un texte à la distance habituelle de lecture (environ 30 cm).

Les verres correcteurs pour la myopie

Il existe une grande variété de verres pour corriger la myopie, dont les qualités et les défauts sont parfaitement connus des opticiens et des optométristes. Ces spécialistes adapteront au mieux les verres en fonction de la prescription, des exigences de la profession, des préoccupations esthétiques.

La myopie se corrige grâce à des verres concaves, c'est-à-dire plus épais en périphérie qu'au centre. Ceux-ci font diverger les rayons lumineux qui frappent leur surface de telle sorte que le foyer image est reculé et focalisé sur la rétine. L'importance du recul égale l'importance de la myopie.

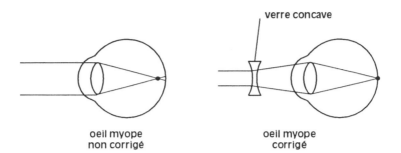

oeil myope
non corrigé

oeil myope
corrigé

FIGURE 32 : Correction de la myopie

Les propriétés des verres de myope

Les verres correcteurs concaves diminuent la taille de l'image. Ce phénomène est à peine perceptible chez les faibles myopes, mais il est très gênant pour les myopes forts. C'est aussi à cause de cette propriété que les yeux d'une personne très myope apparaissent tout petits derrière les lunettes.

Pour cette raison également, la taille de la pupille par laquelle la lumière entre dans l'œil est réduite et l'éclairement rétinien diminué. Là encore, les forts myopes sont les plus touchés et ont impérieusement besoin d'être bien éclairés pour compenser ce phénomène.

Les verres concaves génèrent d'autres effets indésirables tels que des déformations des images et des irisations au pourtour des objets. L'intensité de ces effets tient à l'importance de la correction. Les myopes forts seront donc encore une fois plus affectés que les autres par ce phénomène.

Enfin, les verres concaves ont un effet «prismatique», c'est-à-dire qu'ils rapprochent les lignes de regard sans que le sujet ait à faire l'effort de converger. Ceci n'est pas un défaut, mais explique les troubles parfois ressentis par certains myopes quand ils adoptent un autre moyen de correction, comme les lentilles de contact, ou quand on ajoute une correction de presbytie à leurs lunettes de myopes.

Les différents types de verres

Le verre organique (verre en «plastique»), est léger, solide, économique. Par contre, sa surface est sensible aux rayures. Son indice de réfraction est faible. Il est donc adapté à la correction des faibles myopies, car les verres devraient être extrêmement épais, donc particulièrement inesthétiques pour corriger les fortes myopies. Il est obligatoirement prescrit chez les enfants en raison de sa résistance aux chocs qui le rend des plus sécuritaires.

Le verre minéral présente comme avantage la possibilité d'un indice de réfraction plus élevé. Ceci le rend intéressant pour diminuer l'épaisseur des verres des myopes forts. Il est également très résistant aux rayures. En contrepartie, il est fragile aux chocs, lourd et plus coûteux.

Enfin, pour les myopies très fortes à partir de quinze ou vingt dioptries, on dispose de verres dits lenticulaires. La correction optique n'est réalisée en totalité que sur une pastille centrale dont le diamètre ne dépasse pas trois centimètres. La zone périphérique ne corrige pas ou peu. Cette combinaison permet d'avoir des lunettes de diamètre assez important tout en étant légères et peu épaisses aux bords, assurant une esthétique et un confort très satisfaisants.

Les différents traitements des verres de myope

Le traitement antireflet

Il améliore l'esthétique du verre et, pour les fortes corrections, il améliore également les performances visuelles en permettant à un maximum de lumière de pénétrer sans être réfléchie, ce qui compense la diminution de l'éclairement rétinien.

Le traitement anti-rayures

Il est réalisé par le dépôt d'une pellicule de quartz. Il améliore incontestablement la longévité du verre organique dont les rayures altèrent la transparence et la qualité des images.

Les verres de myope pour la presbytie

Les effets de la presbytie sont retardés chez le myope, mais il arrive néanmoins un temps où ce problème se fait sentir. Les faibles myopes presbytes ont tendance à ôter leurs lunettes pour voir de près, leur myopie compensant leur presbytie (cf. Réfraction). Les myopes intermédiaires et forts verront mieux en descendant leurs lunettes sur leur nez, ce qui diminue la puissance de la correction.

Mais ôter les lunettes ou les éloigner de ses yeux n'est pas bien compatible avec la vie actuelle qui impose des performances visuelles parfaites et rapides à toutes les distances.

Il existe deux catégories de verres pour corriger la presbytie :

Les verres à double foyer

Ils ont un segment de vision réservé à la vision de loin, et l'autre plus bas et décentré vers l'intérieur pour la vision de près. Cette construction induit un saut des images au niveau de la séparation entre les deux segments. Ce phénomène est responsable des difficultés d'adaptation à ces verres, car il entraîne des difficultés en certaines circonstances, par exemple pour descendre les escaliers.

D'autre part, à cause de la différence brutale de puissance entre le foyer de loin et celui de près, il existe une discontinuité dans l'accommodation qui peut être à l'origine d'une fatigue oculaire pour les personnes amenées à regarder constamment en vision de loin et en vision de près.

Enfin, à un stade avancé de presbytie, ce procédé ne permet pas de corriger la vision à toutes les distances et il existe alors un espace où le sujet ne peut voir nettement ni à travers la correction de loin ni à travers celle de près. Pour remédier à cet inconvénient, il existe les verres trifocaux, qui gardent néanmoins les défauts des verres à double foyer énumérés ci-dessus.

Malgré leurs imperfections, les verres bifocaux et trifocaux restent encore très utilisés. Ils rendent de grands services pour certaines applications professionnelles où la vision de près est sollicitée à une distance constante et de façon très prolongée, ou bien pour corriger des myopes dont la vue trop différente de chaque œil est incompatible avec des verres progressifs.

Les verres progressifs

Les verres progressifs ont été inventés en 1958 par Bernard Maitenaz, un ingénieur français. Le principal avantage de cette technologie est de procurer une continuité entre la vision à distance et la vision rapprochée, respectant ainsi le processus d'accommodation. Il n'y a pas de difficulté particulière pour un myope à s'adapter aux verres progressifs, mais un certain apprentissage est souvent nécessaire, car le port de ces verres nécessite l'association d'un mouvement inverse de la tête et des yeux. En effet, pour regarder de près, du fait de la localisation excentrée de la zone de vision rapprochée, la tête doit monter tandis que le regard descend. Cette coordination s'acquiert rapidement à l'usage. Les verres progressifs conviennent à tous les degrés de myopie.

Selon l'occupation préférentielle du sujet, on peut privilégier plus ou moins certaines distances de vision : un employé de banque au guichet par exemple préfère que l'on privilégie sa vision de près et sa vision intermédiaire, tandis qu'une secrétaire travaillant sur écran sera plus confortable avec une vision intermédiaire étendue.

Les autres possibilités d'équipement

Parfois chez les myopes très forts, ni les verres bifocaux ni les verres progressifs n'offrent un équipement satisfaisant. Ces myopes ont souvent une vision très faible et la correction est très différente pour la vision de près et celle de loin. De plus, pour compenser certains désordres oculomoteurs souvent associés, il est nécessaire d'associer des prismes qui sont différents pour la vision de loin et la vision de près. Dans ce cas, la solution la plus fréquemment adoptée est l'emploi de deux paires de lunettes séparées. Enfin, la chirurgie réfractive offre chez ces myopes une solution intéressante en réduisant leur amétropie, leur permettant ainsi d'acquérir un équipement optique plus performant et plus esthétique.

Les montures

Le choix des montures de lunettes est important également dans la qualité de la correction. Les considérations esthétiques ne doivent pas l'emporter sur les impératifs techniques. Là encore, le choix sera éclairé par les conseils du spécialiste en fonction de certains paramètres tels que le poids des verres et le centrage.

Les lentilles de contact

La myopie représente la raison majeure du port de lentilles de contact. En effet, 80 % des porteurs de lentilles de contact sont des myopes.

Comment sont-elles prescrites?

On mesure tout d'abord la réfraction comme on le fait pour des verres correcteurs. Puis on détermine la puissance des lentilles à prescrire. Celle-ci sera différente de la puissance des verres correcteurs dès que la myopie est supérieure à -4 dioptries. En effet, la distance nulle entre la correction et l'œil permet de gagner de la puissance. On vérifie et on affine la correction à l'aide des mêmes tests de lecture que ceux utilisés pour les verres correcteurs.

On passe ensuite aux essais pour adapter la taille de la lentille et tester sa tolérance sur l'œil. Selon le type de lentille à adapter, on apprécie certains paramètres tels que le diamètre cornéen, le rayon de courbure, la sécrétion lacrymale. Celle-ci est extrêmement importante pour les lentilles de contact souples, car elle conditionne leur sécurité et leur confort. Les lentilles souples, en effet, ne tiennent sur l'œil que par leur faculté d'absorber les larmes. Une sécrétion insuffisante sera donc une contre-indication au port de ce type de lentilles.

Il existe d'autres contre-indications au port de lentilles telles que la conjonctivite chronique, une allergie oculaire, un problème d'inflammation chronique des paupières.

Quel type de lentilles choisir?

Souples ou flexibles?

Les lentilles souples sont très confortables, mais elles requièrent absolument une bonne sécrétion lacrymale.

Les lentilles flexibles ne sont pas déformables. Elles sont donc moins confortables et plus difficiles à supporter. Plusieurs semaines d'adaptation sont généralement nécessaires. Elles s'accommodent de moins de larmes, nécessitent moins de soins, sont moins fragiles que les souples, mais sont moins stables donc se perdent plus facilement et peuvent se casser. Elles peuvent corriger un astigmatisme associé à la myopie.

Port quotidien, prolongé, lentilles jetables?

Il existe des lentilles dont le port est quotidien. C'est-à-dire qu'elles sont retirées tous les soirs, soigneusement nettoyées et remises le lendemain. Leur entretien rigoureux est indispensable pour leur bonne tolérance. Pour éviter les contraintes liées à la manipulation des produits d'entretien, on a mis au point des lentilles jetables. Celles-ci sont gardées pendant quelques jours d'affilée, puis jetées et changées pour une paire de lentilles neuves. Enfin, dans certains cas très particuliers, comme par exemple les myopies unilatérales des très jeunes enfants, on a recours à des lentilles à port prolongé qui sont gardées nuit et jour pendant une à deux semaines. Elles sont alors retirées une nuit pour être nettoyées.

Chaque type de lentilles a ses avantages et ses inconvénients. Le choix est guidé par le professionnel selon les données de l'examen : puissance de la myopie, sécrétion lacrymale, astigmatisme associé et celles du candidat : motivation, discipline, possibilité de consulter à la moindre alerte, âge, environnement, activités.

Quels sont les avantages des lentilles?

Comme pour tous les défauts de réfraction, les lentilles répondent toujours, du moins en partie, à des motivations esthétiques et de confort. La pratique du sport, par exemple, s'accommode mal du port de lunettes.

Mais dans la correction de la myopie, les lentilles ont des avantages tout à fait objectifs par rapport aux lunettes.

Tout d'abord, la distance entre la correction et l'œil est nulle. Ceci a pour corollaire de pouvoir diminuer la puissance de la lentille par rapport aux lunettes.

La qualité de l'image rétinienne est bien meilleure. Les lentilles restituent une image de dimension normale contrairement aux verres concaves qui la minimisent. Ceci est d'autant plus important que la myopie est forte et les verres correcteurs épais.

La luminosité est plus importante, car la lumière est beaucoup moins absorbée par des lentilles que par des gros verres.

Toutes les aberrations produites par les verres de lunettes (reflets, déformations) sont supprimées.

Le champ visuel qui est réduit latéralement dès que l'on sort du champ des verres des lunettes gagne également beaucoup en étendue avec les lentilles.

Enfin, quand il existe une inégalité significative de réfraction entre les deux yeux, la taille des images produites par chaque œil équipé en verre correcteur est trop différente pour être supportée. Les lentilles égalisent la taille des images rétiniennes permettant l'équipement des myopies unilatérales.

Quels sont les inconvénients?

Le principal inconvénient est le risque de mauvaise tolérance des lentilles. La cornée, sur laquelle repose la lentille, est un tissu qui a besoin d'oxygène et qui le puise dans l'air ambiant. Il faut donc que la lentille laisse passer les gaz. La perméabilité aux gaz dépend de l'épaisseur, du diamètre de la lentille, mais aussi et surtout du matériau utilisé pour la confection des lentilles. Ceux-ci sont d'ailleurs de plus en plus performants. La qualité et la quantité des larmes sont également des paramètres importants pour la perméabilité des lentilles aux gaz. Parfois, avec l'âge, la sécrétion de larmes devient moins importante et une intolérance apparaît alors. Une mauvaise tolérance se manifeste par un œil rouge, douloureux, une vision trouble, un larmoiement et une sensibilité excessive à la lumière (photophobie).

Les lentilles peuvent également constituer un point d'appel à des infections qui peuvent être gravissimes. Un abcès cornéen, par exemple, peut, après une longue période douloureuse, aboutir à une cicatrice susceptible d'altérer considérablement la transparence de la cornée et nécessiter parfois jusqu'à une greffe de cornée. C'est dire l'importance de l'entretien soigneux des lentilles et du respect de la durée de leur port. Il est également indispensable de savoir retirer les lentilles devant toute sensation anormale (vision floue, œil rouge ou douloureux, sécrétions purulentes, œil collé) et de venir consulter si les signes anormaux persistent. Et il est nécessaire d'avoir toujours à portée de la main une paire de lunettes pour remplacer les lentilles en cas de problème.

Le myope équipé de lentilles est mis dans des conditions optiques normales qui lui font perdre ses privilèges de myope favorisant la vision de près. Avec ses lentilles, le myope doit faire l'effort d'accommoder et de converger. Parfois, cela déclenche une gêne en vision de près ou une fatigue qui révèle la présence d'une faiblesse qui était jusque-là cachée.

Enfin, le problème de la presbytie est mal résolu. Il existe des lentilles à double foyer pour les myopes presbytes mais il faut une très grande motivation à ne pas vouloir porter de lunettes pour s'y adapter. Un autre procédé, dit de «monovision», est plus utilisé. Il consiste à équiper un œil en vision de loin et l'autre en vision de près. Cette technique peut rendre service mais le résultat visuel n'est pas toujours satisfaisant surtout en vision de loin.

Questions et réponses sur la myopie et sa correction par les lunettes ou les lentilles de contact

La myopie s'améliore-t-elle avec le port des lunettes ou de lentilles de contact?

Non, car ce ne sont que des moyens qui pallient le défaut optique de la myopie. L'interposition d'une correction concave (verres ou lentilles) permet aux images de se former sur la rétine et donc aux objets d'être vus nets. Cette correction améliore le problème optique de la myopie, mais elle n'a aucune influence sur les lésions rétiniennes qui font partie de la myopie ni sur sa cause qui est l'allongement de l'œil.

La myopie s'aggrave-t-elle avec le port de lunettes ou de lentilles de contact?

Non. Si la correction est bien adaptée, c'est-à-dire pas trop forte afin de ne pas entraîner de spasme de l'accommodation, le port de lunettes ne peut pas aggraver la myopie.

Le myope corrigé devient moins apte, quand il n'a plus ses verres correcteurs, à utiliser sa vision naturelle et ses capacités d'interprétation du flou, d'où l'apparence d'une aggravation.

La myopie malheureusement progresse, donc s'aggrave, que l'on porte ou non ses verres. Cette progression répond à des mécanismes que l'on ne comprend pas encore parfaitement (cf. Pourquoi la myopie axiale se développe-t-elle?). Ces mécanismes sont indépendants de la croissance de l'enfant, et sont liés à des facteurs héréditaires ainsi qu'à des des influences extérieures que l'on essaie de préciser.

Certains ont tenté d'agir sur ces influences extérieures en enlevant la correction de la myopie dans la vision de près. Ceci dans le but de supprimer l'accommodation possiblement impliquée dans la progression de la myopie. Les études ne montrent pas une efficacité certaine de ce procédé et ne justifient donc pas la généralisation ni l'application systématique de ce procédé (cf. Méthodes basées sur la diminution de l'accommodation).

La myopie peut-elle s'améliorer sans correction optique?

Non. Les personnes prétendant guérir la myopie par une instrumentation ou un programme de rééducation abusent de la confiance des gens (cf. Méthodes de rééducation des yeux). Les rares cas de guérison de la myopie sont dus à la disparition spontanée de spasmes de l'accommodation (cf. Causes de la myopie). Le seul moyen d'améliorer la myopie serait d'agir sur ses causes et d'empêcher l'allongement de l'œil. De tels traitements ne sont pas encore connus.

La myopie peut-elle s'aggraver sans correction optique?

Il est probable qu'une vision nette est un facteur important d'emmétropie (de longueur normale de l'œil afin qu'il ne soit ni myope ni hypermétrope) pendant la période de développement de l'œil, c'est-à-dire pendant les premières années; ceci encourage à faire porter sa correction à un enfant. De plus, indépendamment de toute anomalie de la réfraction, certaines fonctions peuvent être gravement menacées si l'œil n'est pas bien corrigé. Ainsi la vision elle-même risque de se dégrader. En effet, un œil très myope non corrigé dans la petite enfance devient paresseux (amblyope) et finit par ne plus voir. Il faut donc corriger le plus tôt possible une myopie importante (cf. Myopie et enfant).

D'autre part, la myopie favorise l'apparition de troubles oculo-moteurs (cf. Strabisme) et la correction de la myopie fait partie du traitement préventif et curatif de ces troubles.

Au-delà de la période de développement de l'œil, il est probable que la myopie ne s'aggrave pas plus sans correction qu'avec correction.

Doit-on porter ses lunettes constamment?

Sauf indication contraire du spécialiste justifiée par la présence d'une amblyopie ou d'un trouble oculomoteur (strabisme, insuffisance de convergence) ou encore par l'âge très jeune de l'enfant, il n'est pas contre-indiqué de les enlever. Les myopes faibles seront plus à l'aise sans lunettes pour faire du sport ou pour marcher. De plus, ils peuvent sans inconvénient ne porter leur correction que pour voir le tableau scolaire ou l'écran de cinéma, ou encore pour la conduite automobile.

Les aides visuelles optiques

Elles réalisent l'équipement des myopes forts dont la rétine est trop abimée pour leur permettre de tirer bénéfice de leurs verres correcteurs. Malgré une correction optimale de leur myopie, leur vision est tellement faible qu'ils doivent recourir à des systèmes optiques qui grossissent l'image.

L'emploi de ces appareillages nécessite un apprentissage qui peut être long et difficile. Une sérieuse motivation est donc absolument requise. Mais, malgré leurs imperfections, ces aides visuelles peuvent procurer un bénéfice visuel indéniable.

Quels sont les différents types d'aide visuelle?

- Les loupes. De la plus simple à la plus élaborée, elles sont les plus faciles à utiliser.

- Les systèmes qui utilisent le principe du microscope, constitués d'une optique convergente. Ils ressemblent à des verres correcteurs traditionnels, mais la puissance convergente du verre est ici utilisée comme moyen de grossissement.

- Les systèmes qui utilisent le principe du télescope, constitués de lentilles convergentes et divergentes. Ils se portent sous forme de lentilles apposées sur les lunettes.

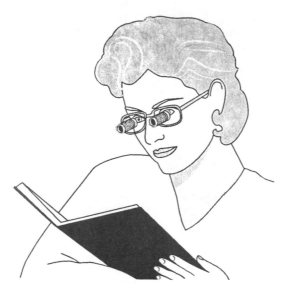

FIGURE 33 : Aide visuelle télescopique

Les systèmes microscopiques et télescopiques sont générale-ment utilisés sur un seul œil. Dans certaines conditions, on peut équiper les deux yeux. Ils peuvent être adaptés pour la vision de loin ou pour la vision de près.

• Les systèmes dits électroniques, qui donnent sur un écran une image agrandie de l'objet. Ils sont très efficaces pour la lecture, mais très coûteux.

Comment se déroule l'adaptation?

On évalue tout d'abord les possibilités visuelles restantes en déterminant la vision avec la meilleure correction possible. Puis on optimise cette correction en ajoutant des verres convergents qui grossissent l'image.

Ensuite, en fonction des besoins visuels du sujet ou de l'activité qu'il veut privilégier (écriture, lecture, vision de loin, etc.), on dé-termine le grossissement nécessaire.

Enfin, on procède aux essais des différents systèmes mettant en jeu le grossissement évalué précédemment afin de déterminer l'aide visuelle qui convient le mieux au sujet.

À grossissement égal, chaque appareillage possède des caractéristiques bien définies de champ de vision, de distance de lecture, d'aberrations optiques, de contraste. Chacun a ses avantages et ses inconvénients. Le choix de telle ou telle aide visuelle dépend des performances obtenues au cours des essais et des possibilités d'adaptation du sujet. L'apprentissage de ces aides visuelles est en effet souvent une étape pénible, le sujet ayant parfois l'impression de devoir véritablement réapprendre à lire, mais les bénéfices potentiels justifient toujours l'essai de ces équipements.

La chirurgie réfractive

En quoi consiste-t-elle?

On définit ainsi les techniques chirurgicales visant à corriger partiellement ou totalement les défauts de réfraction. Selon l'importance de la myopie, deux ambitions peuvent être définies. Pour les myopies faibles ou intermédiaires, l'objectif est de restituer une vision maximale sans lunettes ni lentilles de contact. Pour les myopies fortes, le but envisagé est de réduire suffisamment la myopie pour permettre un équipement optique plus performant et plus esthétique.

Il existe de nombreuses techniques. Toutes ont pour principe de diminuer la puissance convergente de l'œil. La plupart des techniques agissent au niveau de la cornée qui, par son accessibilité et sa forte puissance convergente, constitue une cible idéale.

Le choix de la technique est fonction de nombreux paramètres. Les techniques de kératotomie radiaire et de laser excimer sont mieux adaptées aux myopies faibles et intermédiaires, tandis que le kératomileusis ou la chirurgie cristallinienne s'adressent seulement aux myopies fortes. L'occupation du patient intervient également, la fragilisation de la cornée secondaire à une kératotomie radiaire étant incompatible avec certaines activités. L'âge ainsi que certains paramètres recueillis à l'examen de la cornée guideront également le choix du chirurgien vers telle ou telle technique. Enfin, l'expérience du chirurgien ainsi que les possibilités locales contribueront à déterminer la nature de l'intervention.

Il est indispensable d'être bien informé

Quelle que soit la technique, la chirurgie réfractive qui s'adresse aux myopes faibles et intermédiaires, c'est-à-dire essentiellement la kératotomie radiaire et le laser excimer, est pratiquée sur des yeux qui ont, avec leur correction, une très bonne vision. Le bénéfice escompté de l'intervention doit donc toujours être mis en balance avec les limites de ces techniques. Celles-ci tiennent principalement dans leur prévisibilité imparfaite et les risques potentiels de complications. Ceci implique donc pour la personne intéressée d'être parfaitement informée et bien motivée avant de se faire opérer.

L'information est dispensée par le chirurgien consulté qui explique, en fonction de chaque cas particulier, la technique de l'intervention qui sera appliquée, les mesures d'évaluation pré-opératoire, le déroulement de l'intervention, les résultats auxquels on peut s'attendre ainsi que les effets secondaires, les complications et le coût. Toutes ces informations sont souvent trop longues pour être données au cours d'une clinique externe. Les ophtalmologistes s'aident souvent d'un dépliant résumant les principaux renseignements, ou organisent des séminaires d'information auxquels sont conviés les personnes intéressées.

Quelles sont les motivations à se faire opérer?

Les raisons qui poussent un myope à consulter en vue d'une opération correctrice sont diverses.

Certains briguent un emploi dans une profession exigeant des normes d'aptitude visuelle : ainsi, un emploi dans les pompiers, la police, l'armée, l'aviation, certaines compagnies de transport requièrent une acuité visuelle minimale sans correction. Par exemple, la G.R.C. exige une acuité visuelle minimale de 6/12 sans correction dans un œil et de 6/30 dans l'autre, ou bien de 20/60 à chaque œil. Mais les règlements administratifs établis à ce sujet ne sont pas immuables et il est conseillé de se renseigner très précisément auprès de l'organisme en question des normes et obligations en vigueur au moment donné.

D'autres pratiquent un sport ou une activité difficilement compatible avec une correction par lunettes ou lentilles de contact.

Il peut s'agir également de motifs de confort, certains myopes refusant les contraintes liées au port d'une prothèse optique, ou de motifs esthétiques qui ne sont pas toujours avoués mais souvent déterminants.

L'intolérance aux lentilles de contact et la myopie forte unilatérale sont des motivations très justifiées, de même que la forte myopie bilatérale dont la réduction par l'intervention peut apporter un bénéfice visuel et esthétique non négligeable.

Quelles sont les raisons qui empêchent l'opération?

Il existe des contre-indications à la chirurgie réfractive :

En bas de vingt ans, la myopie n'est pas considérée comme stabilisée, c'est pourquoi on opère qu'après cet âge. Mais la myopie peut évoluer tout au long de la vie. On exige donc généralement une stabilisation de la myopie depuis un an ou deux.

Après quarante ans, l'intervention est également fortement déconseillée, car le problème de la presbytie se pose. Un myope presbyte, parfaitement corrigé de sa myopie par la chirurgie réfractive, a besoin de porter des lunettes pour voir de près, puisqu'il ne peut plus compenser sa presbytie par sa myopie (cf. Comment voyons-nous?). Mais chaque cas est particulier. Il existe en effet des personnes qui privilégient de beaucoup leur vision de loin à celle de près. Certains presbytes amateurs d'activité de plein air et peu portés à la lecture préféreront se débarrasser de leur myopie plutôt que de lire sans lunettes. À l'inverse, un intellectuel ou un professionnel qui privilégie sa vision de près ressentira péniblement l'obligation de porter des lunettes pour lire. Le problème peut donc être très différent selon les occupations et l'importance de la myopie.

Les affections de la cornée et de l'œil constituent également un obstacle à l'intervention. On s'assure donc toujours qu'il n'existe pas de déformation en cône, certains types d'astigmatisme, une maladie de la cornée, un œil inflammatoire.

Certaines maladies générales qui peuvent compromettre la cicatrisation de la cornée méritent d'être écartées : ainsi en est-il du diabète ou d'un mode anormal de cicatrisation de la peau. De même seront éliminés les porteurs de maladies qui diminuent les défenses de l'organisme tels que le lupus erythémateux disséminé et le sida ainsi que les transplantés d'organes sous cortisone.

La période pré-opératoire

Une évaluation complète du patient et de son œil est donc réalisée avant l'intervention. Le bilan pré-opératoire comporte notamment un examen très soigneux de l'œil avec une réfraction contrôlée après instillation de gouttes (cf. Verres correcteurs : Comment sont-ils prescrits?) pour éliminer toute fausse myopie.

Une cartographie de la cornée effectuée par ordinateur est également indispensable pour les interventions qui s'effectuent sur la cornée. Elle permet de mesurer exactement l'astigmatisme, d'éliminer certaines déformations cornéennes et, dans le cas d'un porteur de lentilles de contact, de s'assurer que la courbure cornéenne soit bien stabilisée. En effet, le port des lentilles, surtout quand celles-ci sont rigides, aplatit la cornée qui doit reprendre avant l'intervention sa courbure originale. Le port des lentilles sera donc suspendu avant l'intervention pendant un délai pouvant aller de quelques jours à plusieurs semaines.

La période post-opératoire

En dehors de toute complication, il peut exister une certaine lenteur de récupération visuelle. Le résultat visuel de l'intervention n'est jamais acquis dans les jours qui suivent l'opération, mais après plusieurs semaines voire plusieurs mois.

La prédictibilité du résultat est imparfaite. Même si la vision sans correction est presque toujours améliorée, on ne peut pas garantir que les lunettes ne seront plus nécessaires pour retrouver une acuité visuelle maximale.

Le problème de la presbytie doit toujours être soulevé et discuté. Il faut envisager la nécessité de porter des lunettes pour voir de près à l'âge de la presbytie.

Le recul manque pour préciser l'évolution à long terme des yeux opérés pour la myopie. Il n'y a aucune raison pour que des effets secondaires tardifs se manifestent, mais une incertitude persiste malgré tout sur les suites de ces interventions après de nombreuses années.

La correction optique définitive ne guérit pas de la myopie et ne met pas à l'abri de ses complications rétiniennes. Ainsi, le fond d'œil devra toujours être soigneusement et régulièrement surveillé pour dépister les altérations de la rétine susceptibles de se compliquer.

Enfin, même si elles sont rares, il peut arriver des complications. Aucune chirurgie n'est en effet dénuée de risques. Les complications de la chirurgie réfractive peuvent être graves, pouvant altérer la vision sans qu'il soit possible de l'améliorer par des lunettes. C'est pourquoi on opère toujours un œil après l'autre.

La kératotomie radiaire

Expérimentée dans les années 1940 au Japon, cette technique fut reprise et mise au point en Russie où elle est encore de nos jours l'intervention en chirurgie ophtalmologique la plus pratiquée. La kératotomie radiaire n'a envahi le monde occidental que depuis 1980.

Principe

La kératotomie (de kérato = cornée et tomie = couper) radiaire consiste à pratiquer dans la cornée des incisions disposées en rayons de roue. Celles-ci sont effectuées autour d'une zone cornéenne centrale que l'on laisse intacte. Sous l'effet de la pression intraoculaire, la cornée périphérique bombe, ce qui crée un affaissement de la cornée centrale et une diminution de son pouvoir réfractif.

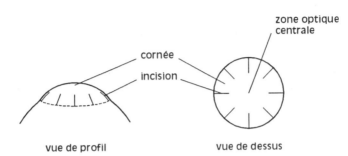

cornée

incision

zone optique centrale

vue de profil   vue de dessus

FIGURE 34 : Kératotomie radiaire

Technique

Une fois confortablement installé sur la table d'opération, le patient reçoit des gouttes d'anesthésique local, puis on immobilise ses paupières par un écarteur.

On lui demande alors de fixer le filament du microscope afin de pouvoir repérer le centre de la cornée. On délimite ensuite, à l'aide d'un marqueur appliqué sur la cornée et centré sur le point repéré, la zone optique centrale. Puis on trace à partir de cette zone les incisions à l'aide d'un bistouri dont la lame est en diamant, ce qui lui confère une inaltérabilité et un tranchant assurant aux incisions la meilleure qualité. Le bistouri est préalablement réglé par le chirurgien pour que l'incision intéresse 90 % de l'épaisseur cornéenne. C'est pourquoi l'intervention fragilise la cornée. Moins profondes, les incisions seraient inefficaces. Leur nombre et leur longueur dépendent de l'importance de la myopie.

À la fin de l'intervention, qui dure de 20 à 60 minutes, les incisions sont lavées et un pansement est installé sur l'œil.

Les suites de l'opération

Le patient garde un pansement oculaire ou une lentille panse-ment pendant 24 à 48 heures. Les douleurs sont généralement peu importantes. Dès le lendemain, le patient a des gouttes oculaires à instiller, cela pendant quelques jours généralement. Le patient est revu à la clinique externe 24 à 48 heures après l'intervention, puis les rendez-vous sont déterminés selon l'état local.

La récupération de la vue est rapide. Dès les premiers jours, la vue est assez claire et le patient peut apprécier la réduction de sa myopie. Dans les semaines suivantes, la vision va évoluer et ne se stabilisera qu'au troisième mois.

Il existe, indépendamment de cette évolution, une fluctuation de l'acuité visuelle pendant la journée. La vision est meilleure le matin et tend à diminuer au cours de la journée. Ces troubles disparaissent généralement au cours des six premiers mois.

Des éblouissements dus à la réfraction de la lumière au niveau des incisions cornéennes s'observent également fréquemment. Ils sont surtout gênants le soir, auréolant les lumières d'un halo en étoile. Ils cèdent aussi après quelques mois.

Les résultats

On est en mesure d'apprécier le résultat à court terme de l'intervention au bout de trois mois. Celui-ci évolue encore légère-ment pendant quelques mois, voire quelques années. En effet, la cornée est un tissu non vascularisé qui cicatrise très lentement, et ce n'est qu'au bout de quatre ou cinq ans que le résultat peut être estimé absolument définitif. Les résultats varient en fonction de nombreux paramètres et ne peuvent être prévus avec précision que pour les myopies relativement faibles. À cause de l'imprévi-sibilité de la méthode, il arrive qu'on aboutisse à une sous ou à une sur-correction. Des retouches sont généralement possibles pour parfaire le résultat, mais il arrive qu'on ait besoin de remettre des lunettes ou des lentilles de contact pour retrouver une vision maximale.

Les complications

Il arrive, à cause d'un mode particulier de cicatrisation impos-sible à prévoir, que le résultat qui était satisfaisant pendant la première année, évolue tardivement vers une hypermétropie nette.

Les éblouissements à type d'étoiles autour des lumières le soir peuvent ne pas disparaître complètement. La sensibilité à la lumière est un facteur très personnel qui peut varier de façon importante d'un individu à l'autre.

Il peut y avoir des problèmes de cicatrisation au niveau des incisions, ce qui peut causer une inflammation ou une infection de la cornée ou parfois de l'œil. Ces phénomènes, quand ils surviennent, peuvent créer des cicatrices ou de l'astigmatisme, diminuant le résultat visuel qui ne sera pas améliorable par des lunettes.

Enfin, la cornée, incisée à 90 % de son épaisseur, est très fragilisée. Cela d'autant plus que les incisions sont nombreuses, c'est-à-dire que la myopie est forte. Ainsi, un traumatisme direct sur l'œil peut provoquer l'ouverture de la cornée et une plaie gravissime de l'œil. La kératotomie radiaire est donc formellement déconseillée aux personnes exposées à recevoir des coups sur l'œil. Par exemple, un professeur de karaté ne peut pas bénéficier de cette technique.

Le laser excimer

Comme c'est souvent le cas pour les appareils utilisés en technologie médicale, le laser excimer a été inventé et mis au point pour servir des applications industrielles. C'est ainsi qu'il a été expérimenté aux États-Unis, dans les années 1980, au sein des laboratoires I.B.M. pour la construction de circuits électroniques. Il a été utilisé pour la première fois sur un patient en 1987.

Principe

Le mot «laser» est formé des initiales de l'expression *«light amplification by stimulated emission of radiations»* qui signifie «amplification de la lumière par émission stimulée de radiations».

Le laser excimer emploie un mélange de gaz rare (Argon) et de fluorure. Les molécules de ces deux éléments soumis à un courant électrique de haut voltage se combinent en un composé instable (*excited dimer*) et reviennent à leur état d'origine dissocié en produisant une particule de lumière (photon). Le phénomène est amplifié de façon à produire un véritable rayon lumineux qui possède une énergie suffisante pour rompre les liaisons qui unissent les cellules des tissus biologiques. Ce rayon provoque alors une vaporisation du tissu que l'on appelle «photoablation».

En ce qui concerne la cornée, le laser excimer commandé par un ordinateur auquel on a fourni tous les paramètres nécessaires (épaisseur de la cornée, puissance de la myopie, etc.) provoque la photoablation d'une certaine épaisseur de cornée en son centre, ce qui aplatit sa courbure et diminue sa puissance réfractive.

Les avantages de cette chirurgie sont très importants et re-lèvent des incontestables qualités du laser excimer : d'une part, les excisions de tissus réalisées sont extrêmement précises (de l'ordre du micromètre). D'autre part, le rayon étant complètement ab-sorbé par les molécules vaporisées, il n'y a aucun dommage en particulier thermique des tissus avoisinants entraînant un mini-mum de dégâts pour ces tissus. On obtient ainsi au niveau de la cornée une cicatrice minimale qui permet à un nouveau contour cornéen de se former avec d'excellentes qualités optiques.

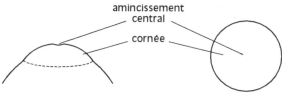

vue de profil   vue de dessus

FIGURE 35 : Laser excimer

Technique

L'intervention se déroule, comme pour la kératotomie radiaire, sous anesthésie locale par collyre anesthésique. Après avoir mis en place un écarteur à paupières, le chirurgien frotte la cornée pour enlever la couche de cellules qui recouvre la cornée. Puis il de-mande au patient de fixer une mire rouge et il met en marche le laser, qui a été préalablement programmé et essayé sur une petite plaque de métal. L'intervention est de très courte durée puisqu'elle n'excède pas une minute.

Les suites de l'opération

Comme pour la kératotomie radiaire, le patient repart chez lui après l'intervention et garde pendant 24 à 48 heures un pansement ou une lentille de contact-pansement. Un traitement par gouttes est également prescrit. Les douleurs, qui peuvent être vives pen-dant les 24 heures suivant l'intervention, sont liées au pelage de la cornée effectué au début de l'intervention. Ce geste est indispen-sable pour que le laser travaille avec une précision maximale mais, quand l'effet anesthésique des gouttes cesse, la cornée peut être douloureuse, à la manière d'une éraflure sur la peau et jusqu'à ce que la couche superficielle se reforme.

Le patient est revu le lendemain, puis un calendrier est établi en fonction de l'état local.

La vision au cours des premières semaines peut être brouillée. L'action du laser se traduit en effet par une brume au sein de la cornée. Cette brume diminue lentement et la vision s'améliore progressivement pour se stabiliser au troisième mois.

Il peut exister des halos autour des lumières, ce qui peut gêner la conduite nocturne. Ces phénomènes tendent à disparaître après quelques mois.

Contrairement à la kératotomie radiaire, il n'y a pas de variation de la vision pendant la journée.

Les résultats

Le résultat à court terme n'est évalué qu'à trois mois. La vision peut évoluer encore très légèrement pendant un an, après quoi elle est considérée comme définitive.

Les résultats sont généralement très satisfaisants pour les myopies faibles et intermédiaires, car la prévisibilité, sans être parfaite, est très bonne. Mais plus la myopie est forte, plus elle diminue. Il est souvent possible de faire des retouches pour améliorer le résultat, mais il arrive que l'on ne parvienne pas à un résultat parfait, ce qui oblige à reprendre le port des lunettes.

Les complications

Il n'y a pas d'évolution tardive vers l'hypermétropie.

Dans de rares cas, la brume de la cornée peut persister et gêner la vision qui ne sera pas, à ce moment-là, améliorable par des lunettes.

De la même manière, les halos autour des lumières peuvent ne pas disparaître.

La cornée n'est pas du tout fragilisée puisque l'on enlève moins de 10 % de l'épaisseur de la cornée.

Comparaison de la kératotomie radiaire et du laser excimer

	KÉRATOTOMIE RADIAIRE	LASER EXCIMER
TECHNIQUE	Incisions en rayons de roue dans l'épaisseur de la cornée périphérique par le chirurgien	ablation d'une fine couche de tissu au centre de la cornée par un faisceau de lumière commandé par ordinateur
OPÉRATION	- Anesthésie locale par gouttes - durée : 15 à 60 minutes - pansement : 24 à 48 heures - douleurs : légères	- Anesthésie locale par gouttes - durée: 60 secondes - pansement : 24 à 48 heures - douleurs : peuvent être vives
GOUTTES	quelques jours	quelques semaines
RÉCUPÉRATION DE LA VISION	rapide	lente et progressive
EFFETS SECONDAIRES POSSIBLES	- fluctuations de la vision pendant la journée - éblouissements en étoile par les lumières	- brouillard - halos autour des lumières
STABILISATION	3 mois	3 mois
ÉVOLUTION	jusqu'à 4 à 5 ans	jusqu'à 1 an
RÉSULTATS	85 à 95 % d'emmétropie 90 à 98 % de vision sup ou = 20/40 (myopies faibles)	85 à 95 % d'emmétropie 90 à 98 % de vision sup ou = 20/40 (Myopies faibles et intermédiaires)
COMPLICATIONS POSSIBLES	- sur ou sous-correction - évolution tardive vers l'hypermétropie - persistance des éblouissements - inflammation ou infection de la cornée - rupture de la cornée par traumatisme	- sur ou sous-correction - halos persistants - brume persistante
DÉLAI ENTRE LES DEUX YEUX	3 à 6 mois	3 à 6 mois
COÛT	800,00 $ par œil	2000,00 $ par œil

Le kératomileusis

Le kératomileusis est une technique qui a été mise au point et développée par un ophtalmologiste bolivien à Bogota. Ce terme signifie «sculpture de la cornée».

Principe

Cette intervention consiste à découper une lamelle de cornée, à sculpter cette lamelle ou le lit cornéen afin de diminuer l'épaisseur de la cornée et de réduire sa puissance convergente puis à refixer la lamelle sur le globe oculaire.

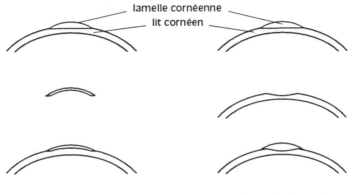

sculpture de la lamelle cornéenne   sculpture du lit cornéen

FIGURE 36 : Kératomileusis

Cette technique est beaucoup moins répandue que les techniques précédentes, car elle nécessite un appareillage assez coûteux et un apprentissage long et rigoureux pour le chirurgien. Elle est réservée aux myopies supérieures à 12 dioptries.

Technique

L'intervention est plus longue et plus compliquée que les deux premières. Elle nécessite une anesthésie locale par injection de produit anesthésique autour de l'œil ou une anesthésie générale, car le globe doit être immobilisé assez solidement afin de réaliser les manœuvres de découpe. La découpe de la cornée et la sculpture de la lamelle ou du lit cornéen s'effectuent à l'aide d'un petit rabot dont on règle préalablement les paramètres de coupe.

Les suites de l'opération

Le traitement local et la surveillance sont identiques aux précédentes techniques.

La récupération visuelle se fait assez rapidement en une à quatre semaines, et se poursuit jusqu'à un an après l'intervention.

Il peut exister des éblouissements et un astigmatisme dus aux irrégularités des surfaces découpées.

Les résultats

L'intervention est efficace mais la prévisibilité est très imparfaite du fait de l'importance de la correction.

Enfin, des *combinaisons de ces différentes techniques* sont possibles et permettent d'allier les avantages des unes et des autres ou de corriger des myopies plus fortes que celles qui sont accessibles à l'une ou l'autre des techniques.

Ainsi, il est possible de compléter l'effet obtenu avec le laser excimer par une kératotomie radiaire. De même, il existe des techniques combinant dans le même temps opératoire kératomileusis et laser excimer.

L'extraction du cristallin clair

Cette intervention consiste à enlever le cristallin comme on le fait dans les interventions de cataracte mais à un stade où il n'est pas encore opacifié. Le cristallin étant une lentille convergente dont la puissance convertie en verres de lunettes est d'environ 13 dioptries, son ablation diminue d'autant la puissance correctrice nécessaire des verres de lunettes.

Elle est donc réservée aux fortes myopies, supérieures à douze ou treize dioptries.

Cette technique donne de très bons résultats, mais elle implique une intervention chirurgicale complète avec, notamment, tous les risques inhérents à l'ouverture de l'œil. Elle nécessite également une prévention renforcée du décollement de rétine, car les risques de déchirure peuvent être accrus par l'intervention.

Cette intervention est donc réalisée avec une grande prudence. On préfère généralement attendre la survenue d'une cataracte débutante qui, d'ailleurs, survient précocement chez les myopes très forts.

Les implants négatifs

Cette intervention consiste à corriger la myopie en insérant une lentille concave dans la chambre antérieure, en avant du cristallin. Cette technique permet de corriger exactement la myopie par le calcul préalable et facilement réalisable de la puissance de la lentille. L'intervention nécessite l'ouverture de l'œil, mais celle-ci est très limitée et l'intervention étant très simple, il n'y a guère de complications lors de l'intervention. Les résultats sont donc très satisfaisants à court terme, mais les implants placés devant le cristallin tels qu'ils existent actuellement sont trop volumineux et entrent en contact avec la cornée. Ce frottement minime et intermittent cause des dommages irréversibles à la cornée, qui perd à la longue sa transparence. Dans l'état actuel des implants pour la myopie, cette intervention ne peut donc qu'être déconseillée en regard des risques de complications majeures auxquelles elle conduit.

Autres techniques et perspectives d'avenir

D'autres axes de recherche en matière de chirurgie réfractive sont à l'étude. Certaines perspectives se dessinent pour implanter des lentilles à l'intérieur ou sur la cornée. Les problèmes de biocompatibilité paraissent surmontables grâce à certains matériaux mis au point. Le principal écueil de ces techniques reste lié à la prévisibilité et à la qualité du résultat optique. Beaucoup de progrès sont encore à effectuer dans ces domaines avant de pouvoir envisager la réalisation de ces méthodes.

On envisage un avenir beaucoup plus prometteur aux techniques utilisant le laser. Les méthodes existantes, déjà extrêmement performantes, vont encore se perfectionner grâce aux améliorations continuelles des logiciels informatiques commandant la technologie des lasers. Ceux-ci pourront traiter probablement bientôt tous les défauts de réfraction (mais pas la presbytie). D'autres variétés de laser, différents de l'excimer, pourraient également se développer et s'avérer capables d'apporter des solutions aux derniers problèmes posés par ce type de chirurgie.

Les méthodes de rééducation des yeux

La méthode de Bates

Un ophtalmologiste new-yorkais du début du siècle, William Bates, émit une théorie originale sur la physiologie de l'œil d'où il tira la première méthode de rééducation pour la guérison de la myopie. Bates prétendait que l'effort de regarder des objets à distance provoquait une tension mentale qui créait des contractures des muscles entourant l'œil. Ces contractures, altérant la forme de l'œil et l'alignement de ses éléments réfractifs, aboutissaient au développement de la myopie.

Son traitement découlait logiquement de sa théorie et consistait en une série d'exercices de décontraction s'appliquant à la fois à l'esprit et à l'œil.

On trouve ainsi, parmi ses exercices, des applications des paumes des mains sur les yeux (*palming*) pour relaxer l'œil et l'esprit; des exercices de balancements du corps (*swinging*) sensés permettre au yeux de retrouver certains mouvements automatiques; des exercices consistant à changer rapidement la direction du regard (*shifting*) pour retrouver une mobilité normale des yeux.

Cette méthode étrange et non scientifique serait peut-être tombée dans l'oubli si elle n'avait pas été popularisée par un best-seller publié en 1942, intitulé *L'art de voir*, écrit par Aldous Huxley. Celui-ci, brillant écrivain et philosophe, voyait dans la méthode de rééducation de Bates une application aux problèmes de vision de certaines théories psychologiques de son époque. Aldous Huxley démontrait ainsi que la vision pouvait être considérée comme un art. De la même façon que la pratique d'un instrument de musique permet de développer une certaine habileté à en jouer, on pouvait améliorer la vision avec l'acquisition de bonnes habitudes de fonctionnement oculaire.

Les autres méthodes de rééducation

La méthode de Bates reposait sur le principe que les troubles de la réfraction provenaient d'un dysfonctionnement des muscles oculomoteurs. Si l'on peut à la rigueur pardonner à Bates le principe de sa méthode alors qu'il exerçait à une époque où l'on connaissait peu de choses en physiologie oculaire, il n'en est pas de même avec les nombreux «rééducateurs» de myopie qui ne peuvent ignorer de nos jours que les muscles oculomoteurs ne jouent aucun rôle dans les troubles de la réfraction. Ces disciples de Bates ont repris, agrémenté et finalement pérennisé sa méthode. Reprenant l'idée de tension et de contracture des muscles oculaires, ils ont adapté à leur programme de traitement toutes les méthodes possibles de relaxation. Ainsi le yoga, les massages, l'acupressure, la réflexologie trouvèrent une application inattendue.

D'autres méthodes reposent sur les principes de la cybernétique. Cette science est l'ensemble des théories relatives à la régulation et au contrôle des machines ou des êtres humains. Les adeptes de cette méthode interprètent la myopie comme le résultat d'un stress qui crée un déséquilibre entre le corps et l'esprit. Selon eux, la vision de près, soutenue et prolongée, constitue un stress qui, à la longue, conduit à un raccourcissement des distances de performances visuelles et à l'apparition de la myopie. De la même façon, on peut considérer toutes sortes de stress déclencheurs : les terminaux à écran cathodique, les mauvaises conditions de travail (luminosité, mobilier non adapté, etc.), le stress émotionnel (besoin de réussir, peur de décevoir) intervenant sur un terrain fragilisé, lui-même résultat de ces stress répétés.

Toutes ces méthodes s'appuient sur des principes de thérapeutique «holistique» selon lesquels l'œil ne doit pas être considéré isolément, mais par rapport à tout son environnement physique, mental et psychique. Ces différentes composantes, qui ont chacune leur part de responsabilité dans le trouble, doivent être traitées pour participer à la guérison. Ainsi, on trouve toujours, adjointes aux exercices de relaxation et de rééducation des yeux, des méthodes de relaxation générale, des conseils diététiques et d'hygiène de vie ainsi qu'une psychothérapie visant à identifier les stress psychologiques responsables et à développer une certaine force mentale pour lutter contre eux.

Ce que l'on peut en conclure

Toutes ces méthodes et programmes de traitement psycho-somatique ne font guère de mal. Elles peuvent procurer un mieux-être, une image de soi plus positive qui bénéficie à l'organisme en général et aux yeux en particulier. Elles peuvent aider à mieux gérer et à accepter son défaut visuel, mais en aucun cas elles ne peuvent rendre la vue plus claire et améliorer la myopie.

Il est bien évident que l'œil est un organe fatigable comme les autres : le repos et la relaxation ne peuvent lui faire que du bien, mais le défaut de réfraction restera le même. Il n'existe qu'un cas où le repos peut améliorer le flou en relation avec un trouble de la réfraction. C'est celui de la pseudomyopie (cf. Causes de la myopie) où la tension et un travail soutenu de près peuvent entraîner chez des personnes prédisposées des spasmes de l'accommodation. Le simple repos fera céder le spasme et ramènera une vue normale. C'est le seul cas possible de guérison de la myopie.

Il faut également bien différencier vision et réfraction. S'il est vrai que, sous le coup de fortes émotions, le cerveau peut interpréter en les déformant certaines images, celui-ci ne parviendra jamais, même avec la meilleure psychothérapie, à interpréter une image floue en une image nette. Les anomalies de la perception visuelle n'ont d'ailleurs rien à voir avec les troubles de la réfraction et peuvent se manifester chez des personnes n'ayant jamais eu besoin de porter des lunettes.

En conséquence, ces méthodes n'ont aucune efficacité sur les défauts de réfraction, d'une part parce qu'elles ne peuvent pas agir sur leur cause liée à une anomalie de la longueur de l'œil et, d'autre part, parce qu'elles ne peuvent pas améliorer la perception de l'image floue au niveau du cerveau.

Les lunettes à grilles optiques

Cette méthode, qui prétend également guérir les défauts de réfraction, repose sur l'emploi de lunettes percées de trous.

Celles-ci exploitent le principe du trou sténopéïque (qui signifie «petite ouverture» en grec). Les rayons lumineux entrant dans l'œil forment un cône dont la base est de la dimension de la pupille. Chez le myope, les rayons lumineux se croisent en avant de la rétine et forment un cercle de diffusion sur la rétine responsable de la vision floue. Si on interpose un trou de diamètre inférieur à la pupille en avant de l'œil, la base du cône lumineux sera plus petite et le cercle de diffusion sur la rétine également, d'où une image plus nette. Ce phénomène est identique pour tous les défauts de réfraction et pour la presbytie. Le lecteur peut expérimenter ce phénomène en fermant un œil et en plaçant devant l'autre, après avoir ôté ses verres correcteurs, un petit carton percé d'un trou de moins de 2 millimètres de diamètre.

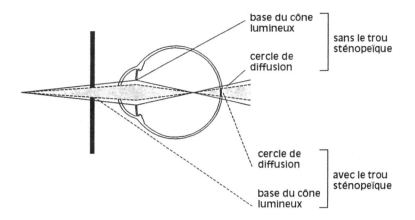

FIGURE 37 : Principe du trou sténopeïque

Un seul trou permet d'améliorer la vision de près et peut permettre la lecture, mais ne permet pas de se déplacer en raison de l'absence totale de champ visuel. Les lunettes percées d'une multitude de trous sténopeïques permettent d'améliorer la vision périphérique.

Ce principe du trou sténopeïque est connu depuis l'Antiquité et est utilisé tous les jours en clinique pour tester rapidement l'état fonctionnel de la macula chez un patient porteur d'une anomalie de la réfraction ou d'une cataracte.

L'efficacité de ces lunettes est donc réelle et peut rendre service en cas de perte ou de bris des lunettes par exemple, mais en aucun cas elles ne peuvent influer sur la myopie. Ces lunettes enlevées, la réfraction, la vision, l'état de l'œil restent les mêmes. Elles ne corrigent pas la myopie, elles ne font qu'améliorer la netteté de l'image en filtrant la lumière entrant dans l'œil et ce, pour n'importe quel défaut de réfraction.

L'orthokératologie

Ce terme signifie «méthode de redressement de la cornée». Il s'agit en fait d'appliquer des lentilles rigides de plus en plus plates de façon à diminuer la courbure de la cornée.

Cette méthode aplatit effectivement la cornée, mais si l'on suspend le port de ces lentilles, la cornée retrouve sa forme primitive. Le retour à la réfraction originale peut être plus ou moins long; il peut aller de plusieurs jours à huit semaines. Mais l'effet de réduction de la myopie ne peut en aucun cas être durable et définitif. Il n'a également aucune influence sur l'allongement du globe oculaire.

Ce phénomène d'aplatissement de la courbure cornéenne est bien connu et survient même avec des lentilles ordinaires. C'est la raison pour laquelle on suspend le port plusieurs jours ou semaines avant une évaluation pour chirurgie réfractive. Cette méthode était utile pour obtenir une certaine aptitude visuelle temporaire sans correction, mais elle est actuellement dépassée par la chirurgie réfractive.

Méthodes basées sur la diminution de l'accommodation

On a remarqué depuis longtemps que les activités en vision rapprochée (travail scolaire, travail minutieux) semblent favoriser l'apparition ou la progression de la myopie. D'où l'idée que l'accommodation, qui intervient dans la vision de près, pourrait jouer un rôle dans la myopie et que l'inhibition de ce phénomène pourrait constituer un traitement.

Le traitement par l'Atropine

Plusieurs moyens sont possibles pour diminuer l'accommodation. L'Atropine en est un. Cette substance, administrée en collyre, paralyse l'action du muscle ciliaire qui commande l'accommodation. On utilise d'ailleurs régulièrement ce produit ou des dérivés moins puissants en clinique ophtalmologique pour supprimer le réflexe d'accommodation (cf. Verres correcteurs : Comment sont-ils prescrits?).

De nombreuses études ont été effectuées sur des enfants d'âge scolaire. L'instillation de ces gouttes pourrait être, chez certains enfants, efficace dans la prévention de la progression de la myopie, mais doit être prolongée pendant de nombreuses années, car l'effet cède dès l'arrêt de la médication et la progression reprend alors comme avant. De plus, il n'y a que l'Atropine qui semble véritablement efficace. Or, le traitement par cette substance n'est pas dépourvu d'effets secondaires importants (sécheresse de la peau et des muqueuses, vision trouble de près nécessitant une paire de lunettes pour voir de près, risque d'empoisonnement). Pour ces raisons, tout le monde s'accorde pour rejeter ce procédé dans le traitement de la myopie.

Le traitement par verres progressifs

Ils sont beaucoup moins agressifs que le traitement par l'Atropine. Les verres progressifs adaptés aux enfants leur permettent de voir net au loin et de près tout en relâchant leur accommodation. La partie supérieure du verre est occupée par la correction de la myopie; la partie inférieure comporte une addition, c'est-à-dire que l'on ajoute une puissance convergente de façon à empêcher tout travail du cristallin. Cela n'influe en rien sur la vision, mais empêche le cristallin d'accommoder.

De nombreuses études ont également été menées. Il n'y a aucun inconvénient comparé au traitement par l'Atropine. La méthode est parfaitement inoffensive. Le seul inconvénient possible est l'apparition de troubles liés à la diminution de la convergence des yeux dans le regard de près qui va de pair avec la diminution de l'accommodation. Mais les enfants étant suivis régulièrement, ce genre de trouble est rapidement dépisté et traité sans aucune conséquence.

Au point de vue de l'efficacité, il semble, comme pour l'Atropine, qu'une réduction de la progression de la myopie puisse être notée chez certains enfants, mais pas chez tous. L'efficacité semble de toute façon assez minime : de l'ordre de 20 %. Les résultats inconstants et peu importants suggèrent que ce traitement n'agit que très partiellement sur la cause de la progression de la myopie que l'on ne connaît effectivement pas encore exactement. Il n'est donc pas souhaitable que ce traitement soit appliqué systématiquement à tous les enfants myopes.

Les traitements vitaminiques et les régimes

Toutes sortes de traitements vitaminiques ainsi que divers régimes ont été proposés. Ces différentes méthodes peuvent avoir un effet bénéfique lors d'une altération de l'état général et sont préconisées pour stimuler un organisme fatigué, mais ils n'ont aucun impact direct sur la myopie.

Il est certain que les carences en vitamines entraînent, entre autres, des troubles oculaires, mais leur absorption à haute dose ne produit pas obligatoirement une amélioration des fonctions et des organes. D'ailleurs, les besoins quotidiens en ces vitamines sont largement comblés par une alimentation équilibrée.

L'absorption prolongée et à des doses importantes de certaines vitamines peut même avoir des effets néfastes. Ainsi, la vitamine E, proposée pour aider la régénération de certaines fibres de la sclère, s'est révélée avoir une influence non négligeable sur le développement des adolescentes par son action sur les hormones sexuelles.

Les médicaments à visée vasculaire

Ils visent à améliorer la circulation du sang et sont parfois prescrits dans les fortes myopies pour améliorer la circulation choroïdienne. Ces médicaments n'ont aucun effet néfaste, mais leur efficacité est difficile à démontrer.

Signalons au passage les mauvais effets du tabac sur la rétine qui réduit le calibre des vaisseaux sanguins, ce qui diminue la perfusion sanguine et augmente les dommages causés par les lésions de la myopie.

L'hygiène visuelle

On entend par ce terme l'ensemble des dispositions que l'on prend pour éviter toute fatigue visuelle.

On surprend souvent les enfants à regarder de près la télévision ou à «coller» leur nez sur leur livre quand ils lisent. Cette attitude est simplement due à leur grande puissance d'accommodation qui leur permet de voir nettement de très près. Il n'y a pas lieu de les empêcher de faire cela. Il faut simplement s'assurer, si cette attitude devient systématique ou si l'enfant plisse des yeux dès que l'on tente de l'éloigner, qu'il ne s'agisse pas d'une myopie débutante. Si la réfraction est normale, ou si l'enfant myope est bien suivi, il est toujours de bon sens de conseiller de respecter une distance correcte entre les yeux et le plan de travail ou de lecture. Cela, en effet, ne modifiera pas l'évolution de la myopie, mais évitera la fatigue visuelle. À force d'accommoder, des yeux rouges, larmoyants ou des maux de tête peuvent apparaître. Dans le même but, un éclairage de bonne qualité, non éblouissant, ainsi qu'un bureau et une chaise adaptés à la taille de l'enfant ne pourront être que bénéfiques pour ses yeux.

IX

IMPLICATIONS DE LA MYOPIE À CERTAINES ÉTAPES DE LA VIE

Myopie et enfant

Comment la reconnaître

Chez le petit enfant

À la naissance, les enfants sont très souvent myopes, hypermétropes ou astigmates. S'ils ne sont pas trop importants, les défauts de réfraction tendent à disparaître ou à régresser suffisamment de telle façon que le trouble est bénin (cf. Développement de la myopie). Mais quand la myopie est importante, elle persiste et il faut alors savoir la dépister le plus tôt possible.

Il peut exister un contexte évocateur

On entend par là les circonstances qui sont réputées favoriser l'apparition de la myopie : prématurité, grossesse perturbée chez la mère, parent très myope. Dans ces cas, un avis ophtalmologique est souvent demandé et le problème est décelé rapidement.

L'enfant peut avoir un strabisme

Dans ce cas le strabisme apparaît comme une sorte d'alarme signalant qu'il existe un problème au niveau des yeux (cf. Complications de la myopie).

Il n'y a aucun signe particulier

– Un seul œil est myope : danger d'amblyopie

• Qu'est-ce que l'amblyopie?

Quand un seul œil est myope ou qu'il existe une grande différence entre les deux yeux, les images formées sur la rétine de chacun des yeux sont très différentes, ainsi que les messages qu'ils envoient au cerveau. Des deux messages reçus, le cerveau ne va prendre en compte que le plus clair, celui qui provient de l'œil normal. L'autre va être négligé et l'œil qui l'a émis ne va plus travailler. Il devient paresseux. Les voies visuelles qui partent de cet œil et la partie du cerveau à laquelle elles aboutissent ne vont plus être stimulées et ne vont donc pas se développer. L'œil ne va plus voir. On dit qu'il est amblyope.

Quand un œil est amblyope, il peut dévier vers l'intérieur ou l'extérieur. Il y a alors strabisme, mais l'œil amblyope peut très bien rester dans son axe ou dévier d'une façon si imperceptible que personne ne peut s'en apercevoir.

• Comment dépister un œil amblyope?

Les parents peuvent parfaitement déceler, par un test facile, si leur enfant a un œil amblyope. Il s'agit de couvrir chaque œil séparément avec la main ou avec un pansement en présentant à l'enfant un objet qui l'intéresse. Ce test peut se réaliser dès l'âge de six mois. Lorsque l'on cache un œil paresseux, l'enfant ne réagit pas. Il voit avec l'autre œil. En revanche, si on occlut le bon œil, l'enfant réagit immédiatement et cherche à enlever le cache.

Au moindre doute, il ne faut pas hésiter à consulter un professionnel.

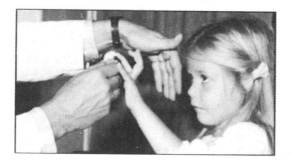

FIGURE 38 : Dépistage de l'amblyopie

• Quel est le traitement ?

Une fois l'amblyopie mise en évidence, il faut en rechercher la cause. La myopie est loin d'être la seule cause de ce problème. L'ophtalmologiste, par son examen, va mettre en évidence la raison de la non-utilisation de l'œil. Il va, entre autres, effectuer une réfraction après instillation de gouttes dans les deux yeux et va détecter la myopie.

Le traitement consiste à corriger immédiatement l'œil myope et à le faire travailler. Si la différence entre les deux yeux n'est pas trop importante, on met des lunettes, sinon on adapte une lentille de contact. On est également obligé de cacher le bon œil pour faire travailler l'œil myope. L'enfant n'apprécie pas du tout d'être privé de vision et la coopération des parents est essentielle pour résister à la tentation d'abandonner ce traitement. Peu à peu, la vision de l'œil va remonter et on pourra utiliser d'autres moyens moins pénibles que l'occlusion du bon œil. Le traitement s'étend sur plusieurs années et représente une astreinte qui doit être acceptée par l'enfant et la famille. Mais il est primordial pour l'avenir visuel de l'enfant. En effet, non seulement il est toujours mieux d'avoir deux bons yeux plutôt qu'un, mais encore certaines fonctions visuelles telles que la vision du relief ne sont possibles que si les deux yeux fonctionnent simultanément et envoient chacun au cerveau une image qu'il peut superposer. Plus le traitement est commencé tôt (l'idéal serait la première année), plus il a des chances de réussir. Une fois que la vision est remontée, la surveillance est maintenue jusqu'à l'âge de neuf ans, âge où le développement visuel est complet.

– Les deux yeux sont très myopes

Il n'est pas facile pour les parents de se rendre compte que leur enfant ne voit pas bien de loin. La vision d'un petit enfant est assez faible et il ne s'intéresse qu'à ce qui est proche de lui. Il ne plisse pas des yeux et, évidemment, ne se plaint pas de ne pas voir au loin. Il est maladroit, se cogne souvent et ses troubles augmentent la nuit. Enfin, dès l'âge de regarder la télévision, il s'en rapproche beaucoup. Il approche exagérément de ses yeux les objets qu'il manipule. Il faudra rechercher la mauvaise vision en montrant de loin à l'enfant un objet qui l'intéresse en sachant qu'à l'âge de la marche, un enfant doit pouvoir reconnaître à deux mètres un petit objet et qu'à quatre ans, il a la même vision qu'un adulte. Il existe bien d'autres tests et il ne faut pas hésiter à consulter un professionnel au moindre doute.

C'est bien souvent après que l'enfant a été muni de sa correction que l'on constate une différence dans son attitude, son comportement. Un enfant fort myope, quand enfin il est corrigé, voit sa vie transformée et s'épanouit de façon étonnante. Il ne veut plus quitter ses lunettes et peut réaliser des progrès considérables au point de vue psychomoteur.

Chez le grand enfant

La myopie qui se manifeste vers l'âge de six ans est généralement faible. L'enfant plisse des yeux, doit se rapprocher du tableau ou de la télévision. Parfois, c'est à l'occasion d'un dépistage systématique à l'école qu'on la met en évidence.

L'enfant prématuré

La prématurité s'accompagne généralement du développement d'une myopie.

Quand la prématurité n'est pas trop importante, une myopie se développe, mais elle régresse au cours de la première année et, vers un an, la réfraction ne diffère plus de celle d'un enfant né à terme. On attribue cette myopie passagère à la très forte courbure de la cornée et du cristallin qui ne régresse pas, contrairement au cas d'un enfant né à terme, parce que le développement de l'œil s'arrête comme s'arrête momentanément la croissance de nombreux éléments dans l'organisme du prématuré.

Quand le bébé est très prématuré, il requiert un apport supplémentaire en oxygène. Cet oxygène, s'il est trop abondant, peut causer des lésions au niveau de la rétine. On surveille l'apparition de ces lésions par l'examen du fond d'œil. Actuellement, cette complication est de plus en plus rare, car les moyens de surveillance du taux d'oxygène dans le sang sont tellement précis que l'on dépasse rarement le taux dangereux pour la rétine. Néanmoins, on surveille attentivement l'apparition éventuelle de ces lésions par l'examen du fond d'œil.

Quand elles surviennent, le traitement consiste à réaliser des applications de froid sur la sclère en regard des lésions. Mais, indépendamment des complications rétiniennes, il se développe une myopie d'autant plus importante que les lésions sont graves. Cette myopie augmente pendant les premières années puis se stabilise vers cinq ans. Après cet âge, contrairement à la myopie habituelle, la myopie du prématuré ne progresse pratiquement plus. On pense que la myopie dans ce cas est due aux influences anormales des lésions produites par l'oxygène sur le reste de la rétine. Celle-ci joue en effet un rôle prépondérant dans la croissance normale de l'œil (cf. Développement de la myopie axiale).

L'enfant myope à l'école

À l'âge scolaire, le port constant ou intermittent des lunettes sera fonction de l'importance de la myopie. Si celle-ci n'est pas très importante, les verres correcteurs peuvent n'être portés que pour voir le tableau en classe. Cela dépend également de l'équilibre oculomoteur. Par exemple, si une tendance à la déviation vers l'extérieur se manifeste, l'ophtalmologiste recommandera que l'enfant garde ses verres tout le temps pour l'obliger à accommoder et à faire travailler sa convergence.

Il faut bien sûr favoriser les activités extérieures et sportives. Une fois sa myopie corrigée, rien n'empêche le jeune myope d'avoir les mêmes activités que les autres enfants.

À l'adolescence, le myope réclame souvent d'être équipé en lentilles de contact. Il pourra bénéficier des avantages de ce moyen de correction dès qu'il sera en mesure d'en assumer l'entretien car il est très important pour lui de bien comprendre l'importance des soins d'hygiène qu'il faut apporter chaque jour aux lentilles de contact.

La chirurgie réfractive ne peut être envisagée qu'après stabilisation de la myopie, donc généralement pas avant 20 ans.

L'avenir professionnel de l'enfant myope

Les implications de la myopie sur le devenir professionnel de leur enfant est une inquiétude fréquente et justifiée des parents.

Il existe quelques professions, celles qui concernent les métiers de sécurité et de transport, qui nécessitent une acuité visuelle minimale sans correction. Pour ceux qui choisissent ces carrières, la chirurgie réfractive représente une solution réelle.

Bénigne ou forte, la myopie favorise plutôt les métiers intellectuels (cf. Myopie et société). D'ailleurs, il vaut mieux éviter, pour les sujets les plus affectés, les métiers qui requièrent un travail manuel lourd et pénible, car les variations de pression intra-oculaire ainsi que les risques d'hémorragie sont accrus et ces pertubations n'ont pas une influence favorable sur l'état de la rétine.

Myopie et grossesse

Chez les myopes faibles

Les modifications de la réfraction

Les modifications hormonales pendant la grossesse ont des répercussions sur tous les tissus de l'organisme, y compris les tissus et milieux oculaires. On observe principalement une hyperhydratation qui affecte les fibres collagènes contenues dans la cornée, la sclère, le vitré.

Au niveau de la cornée, l'hyperhydratation modifie le rayon de courbure, entraînant un astigmatisme au tout début de la grossesse et plus tardivement une myopisation.

Les femmes enceintes porteuses d'une myopie bénigne doivent donc s'attendre à une augmentation de leur myopie. Celle-ci peut être très légère, imperceptible ou au contraire beaucoup plus marquée, responsable d'une gêne fonctionnelle importante. Ces modifications sont généralement transitoires et régressent après l'accouchement. Elles ne doivent donc pas inquiéter même si la gêne est suffisamment importante parfois pour justifier la prescription d'une correction optique transitoire.

Après l'accouchement, un contrôle ophtalmologique confirmera le retour de la réfraction à l'état initial, mais il arrive que l'un des deux yeux conserve la modification de réfraction et nécessite une correction définitive.

Variations de la tolérance des lentilles de contact

Il survient pendant la grossesse des modifications quantitatives d'une substance contenue dans les larmes, le lysozyme. Ceci favorise l'encrassement et les dépôts sur les lentilles. Il en résulte fréquemment une intolérance aux lentilles de contact. Il est raisonnable alors de suspendre le port des lentilles. Là encore, les troubles sont généralement transitoires et la patiente peut remettre ses lentilles après l'accouchement sans inconvénient. Parfois néanmoins, une consultation s'impose pour un examen et une éventuelle nouvelle adaptation.

Chez les myopes fortes

L'évolution de la myopie

Chez les myopes fortes, la myopie va inévitablement évoluer et il est donc tout à fait nécessaire d'examiner le fond d'œil régulièrement et de façon très approfondie afin de détecter, dès qu'elles apparaissent, les lésions qui pourraient évoluer vers un décollement de rétine. Celles-ci seront alors traitées par une photocoagulation au laser que l'on peut effectuer en tout temps durant la grossesse. Un rythme de surveillance d'une fois tous les deux mois est raisonnable, mais il peut être plus fréquent si la patiente ressent des troubles tels que des mouches volantes ou des éclairs lumineux.

Après l'accouchement, le rythme de surveillance diminue et on procède à l'ajustement de la correction.

L'accouchement

L'accouchement est souvent redouté du fait de l'action supposée néfaste des efforts de poussée, mais il n'a jamais été démontré que ces efforts augmentent la survenue de déchirures rétiniennes. En conséquence, la programmation d'une césarienne ne doit relever que d'éventuels problèmes obstétricaux et presque jamais de la myopie, même si la patiente a des antécédents de décollement de rétine, et cela, compte tenu des garanties qu'apporte la surveillance ophtalmologique régulière du fond d'œil qui doit être absolument resserrée pendant la grossesse.

Enfin, un décollement de rétine est malgré tout possible. L'intervention s'impose alors. Les attitudes peuvent varier selon l'âge de la grossesse. Les anesthésistes en effet peuvent refuser d'endormir une patiente au cours du premier trimestre de la grossesse en raison des risques possibles de l'anesthésie sur le fœtus. Dans ce cas, on attend le quatrième mois ou encore on réalise l'intervention sous anesthésie locale.

Myopie et presbytie

Cette étape de l'évolution visuelle considérée d'ordinaire comme peu agréable mérite d'être soulignée, car c'est précisément à ce moment que la myopie exerce une influence avantageuse.

Nous avons vu (cf. Qu'est-ce que la myopie?) que l'œil myope, parce qu'il est trop convergent, peut compenser le manque de puissance convergente du cristallin qui survient immanquablement chez tout le monde à partir d'un certain âge.

Ceci permet aux presbytes myopes faibles de lire sans lunettes à une distance qui, d'habitude, en requiert obligatoirement aux emmétropes du même âge. C'est ainsi que nombre d'orateurs peuvent ainsi lire un discours sans aucune difficulté et sans risque de trahir leur âge. On appelle d'ailleurs ce phénomène à la fois flatteur et confortable «la myopie du politicien».

Chez les myopes intermédiaires obligés de porter constamment leur correction, la myopie réduit l'effort d'accommodation à fournir pour voir net de près et cela d'autant plus que la myopie est forte. Mais cet avantage n'existe que chez les porteurs de lunettes et disparaît au fur et à mesure que la correction se rapproche de l'œil. Les myopes équipés de lentilles de contact et a fortiori ceux qui ont été opérés de chirurgie réfractive, s'ils sont parfaitement corrigés de leur myopie, perdent cet avantage et leur presbytie surviendra aussi tôt que les emmétropes.

Enfin, quand la myopie est faible, la presbytie a beau être retardée, elle finit par s'installer et une correction est alors requise pour lire confortablement. Il arrive alors que la vision avec la correction pour voir de près, si elle est nette au début, ne peut pas être soutenue longtemps, car elle amène des troubles tels que maux de tête, rougeur des yeux, vision brouillée. Ce phénomène se produit quand une insuffisance dans la convergence des yeux existe et que la correction de la presbytie la démasque. En effet, lorsque l'on regarde de près, on rapproche les axes des yeux en même temps que l'on accommode. Les verres de myopes ont la propriété de faciliter ce rapprochement des axes oculaires de telle façon que les myopes ont moins besoin que les autres de converger pour voir de près.

En l'absence de leurs verres de myopes comme, par exemple, avec des verres de presbytes, les myopes peuvent avoir de la difficulté à retrouver le mouvement normal de convergence et les troubles décrits plus haut surviennent. Un traitement de rééducation des yeux par un orthoptiste est alors nécessaire et permet le plus souvent de résoudre le problème.

X
MYOPIE ET SOCIÉTÉ

Vie professionnelle

Du temps où l'homme vivait de chasse et de pêche, la myopie était un handicap certain. Elle limitait en effet singulièrement ses moyens de défense et son autonomie en matière de subsistance.

De nos jours, seuls les myopes très forts sont handicapés par leur vision et, malgré tous les progrès de la technologie et de la chirurgie, un certain nombre d'individus, à cause des complications cécitantes de la myopie, devront renoncer, à un âge où l'on est encore très actif, à la place qu'ils voulaient tenir dans la société.

Tous les autres myopes, faibles ou intermédiaires, ne peuvent guère invoquer leur défaut de réfraction pour justifier une orientation professionnelle ou une situation sociale contrariées. Les simples lunettes ont gagné un confort et une esthétique remarquables et pour leurs irréductibles opposants, les lentilles de contact représentent une excellente solution. Enfin, de nos jours, la chirurgie réfractive peut même aller jusqu'à résoudre définitivement le problème en permettant une vision normale sans correction.

Le plus souvent, les myopes occupent une place privilégiée aussi bien sur le plan professionnel que sur le plan social et d'aucuns ont vu justement dans leur défaut de réfraction l'origine de leur réussite.

La myopie, en favorisant la vision de près, a été portée responsable de certaines inclinations et de modifications subtiles de la personnalité. Ainsi, les myopes ont un penchant certain pour la lecture et sont réputés être des individus introvertis, méticuleux, beaucoup plus enclins aux occupations intellectuelles que sportives. Ces qualités en font généralement des personnes portées vers les études et bien souvent des étudiants brillants. S'il est difficile de prouver scientifiquement que leurs performances sont reliées à la myopie, on peut en tout cas avancer certaines statistiques : ce sont en effet dans les grandes écoles et dans les classes de haut niveau que la proportion de myopes est la plus élevée.

La myopie semble également procurer un terrain propice au développement de la pensée et de la réflexion. Ainsi, un nombre non négligeable d'écrivains, de philosophes et de savants parmi lesquels on peut citer Gœthe, Voltaire, Descartes, furent indiscutablement myopes.

De même, la myopie semble favoriser l'épanouissement des activités artistiques. Les peintres Monet, Cézanne, Braque, Matisse étaient myopes de même que le sculpteur Rodin. La myopie est également bien représentée parmi les musiciens : Schubert, Beethoven, Bach, Wagner avaient la vue courte.

Même s'ils ont la réputation d'être plutôt timides et renfermés sur eux-mêmes, les myopes montrent beaucoup de volonté dans la réussite, sont assez ambitieux et peuvent très bien réussir dans des métiers où la parole est importante. Ainsi, certains myopes se sont illustrés en politique. On peut citer ici Théodore Roosevelt et J.F. Kennedy.

Vie sportive

Ce n'est pas parce que les myopes sont naturellement attirés vers les activités intellectuelles qu'il leur faut renoncer à la pratique du sport ou à des carrières sportives. Le penchant pour la lecture n'empêche pas les dispositions pour le sport. Il est d'ailleurs très conseillé aux myopes d'avoir une activité sportive au moins minimale pour combattre leur tendance à leur enfermement sur eux-mêmes.

Les myopes faibles peuvent pratiquer n'importe quel sport. Leur seul problème est de rendre leur correction compatible avec leur activité.

Les myopes intermédiaires ou forts ont, eux, une rétine fragile qu'il faudra préserver des traumatismes. Ainsi, les sports de combat sont déconseillés. De même, certains sports tels que l'haltérophilie sont également à proscrire. En effet, ils sont générateurs d'hyperpression qui peut entraîner des hémorragies rétiniennes d'autant plus fréquentes que la rétine est déjà fragilisée.

Il n'est pas impossible pour un myope d'avoir une carrière sportive professionnelle. Certains, par exemple le gardien de buts Ken Dryden, se sont illustrés dans ce domaine.

CONCLUSION

La myopie semble un trouble de la réfraction bien banal, mais il n'en est rien.

Ses manifestations sont extrêmement polymorphes. Faible, la myopie est un trouble bénin qui se traduit par un simple flou en vision de loin. Plus forte, elle devient préoccupante : elle peut provoquer un strabisme chez un bébé, progresser fortement pendant la scolarisation d'un enfant, se compliquer, à l'âge adulte, de décollement de rétine. Enfin, elle peut être dramatique pour un fort myope devenu mal voyant alors qu'il était encore en activité professionnelle.

Malgré tout, certaines complications de la myopie peuvent être prévenues par un examen ophtalmologique régulier. De plus, la myopie est une des rares anomalies qui n'offre pas que des inconvénients. Sa grande qualité est de compenser la presbytie et de permettre au sujet myope de lire sans lunettes, créant l'illusion que l'âge ne l'atteint pas. D'autre part, la myopie, parce qu'elle favorise la vision de près, encourage les activités intellectuelles, ce qui ne peut qu'avantager les jeunes myopes en cours de scolarisation.

La myopie est une anomalie des plus répandues, touchant dans nos pays occidentaux une personne sur quatre et plus encore dans certains pays asiatiques. Elle concerne les hommes aussi bien que les femmes, les adultes comme les enfants. Cet impact important dans la population en fait une cible privilégiée de certains charlatans qui prétendent la guérir par des programmes variés de rééducation ou des lunettes spéciales.

Personne, à l'heure actuelle, ne peut guérir la myopie. On ne peut, pour le moment, qu'améliorer les conditions optiques des myopes qui sont, depuis l'avènement de la chirurgie réfractive dans les années 1980, complètement transformées. Ces méthodes, déjà extrêmement performantes, n'arrêtent pas de progresser et suscitent un émoi bien compréhensible en regard des résultats extraordinaires obtenus par quelques secondes d'application d'un faisceau de lumière sur la cornée...

Pourtant, sous cette apparente maîtrise du problème optique, notre ignorance est immense sur l'origine et le mécanisme de ce défaut de réfraction tout simple, lié à un allongement de l'œil.

Le vrai défi posé par la myopie est là : pourquoi, d'un allongement modéré appartenant au processus de croissance normal, l'œil passe-t-il à un allongement excessif qui progresse tout au long de la vie?

Lentement, les connaissances avancent. Elles n'ont certes pas le caractère médiatique ni malheureusement le soutien financier que connaît la chirurgie réfractive. Mais c'est pourtant de ces recherches qu'émergera, peut-être bientôt, un traitement véritable capable de maîtriser à la fois le problème optique et surtout les conséquences rétiniennes de la myopie.

LEXIQUE

Affection	Anomalie, dysfonctionnement.
Anatomie	Étude par la dissection de la forme et de la structure des organes et de tous les éléments constitutifs des êtres organisés.
Acuité visuelle	Capacité de l'œil à distinguer les détails et la forme des objets. Elle est mesurée en vision de loin à l'aide d'une échelle de lecture. Elle correspond au plus petit angle sous lequel l'œil peut séparer deux points distincts. Elle est exprimée par une fraction. L'acuité visuelle est indépendante de la correction optique que l'on mesure en dioptries. Par exemple, chez un myope faible, on peut trouver une acuité visuelle de 20/100 sans correction améliorée à 20/20 avec une correction de - 1 dioptrie. Mais s'il existe un autre problème que la myopie (altération rétinienne, amblyopie, opacité de la cornée, etc.), l'acuité visuelle peut ne pas être améliorée malgré la correction de la myopie.
Accommodation	Propriété de l'œil de «mettre au point» l'image de l'objet quand il se rapproche de l'œil. Elle s'effectue grâce à la contraction du muscle ciliaire qui provoque un arrondissement du cristallin et une augmentation de sa convergence.
Amblyopie	Diminution de la vision non améliorable par une correction due à la non stimulation des voies visuelles (du nerf optique jusqu'au cerveau) chez l'enfant très jeune. Ceci se produit

par exemple quand l'image ne peut pas se former sur la rétine (cataracte, hémorragie à l'intérieur de l'œil) ou bien quand l'image qui se forme sur une rétine est de très mauvaise qualité par rapport au côté opposé (forte myopie unilatérale).

Amétropie

Défaut dans la constitution optique de l'œil qui fait que l'image ne se forme pas sur la rétine et qu'elle est donc vue floue. La myopie, l'hypermétropie, l'astigmatisme sont des amétropies. On les désigne également sous le terme de «défauts de réfraction». Les amétropies diminuent l'acuité visuelle, mais celle-ci peut-être améliorée par une correction optique.

Astigmatisme

Défaut de réfraction dans lequel la cornée n'a pas le même rayon de courbure dans toutes les directions. Il en résulte qu'une seule partie de l'image se projette sur la rétine et que seule la partie correspondante de l'objet sera vue nette.

Atropine

Substance active sur le système nerveux végétatif innervant notamment le muscle ciliaire et les muscles de l'iris. Son action à leur niveau se caractérise par une paralysie du muscle ciliaire et une dilatation de la pupille. On l'emploie, ainsi que des dérivés moins puissants, pour son action sur le muscle ciliaire qui empêche l'accommodation ou bien pour son action sur l'iris afin d'accéder à la périphérie de la rétine lors de l'examen du fond d'œil.

Bâtonnet

Cellule contenue dans la rétine responsable, avec le cône, de la vision. Stimulée par la lumière, elle produit un influx nerveux qui est acheminé jusqu'au cerveau par le nerf optique. Sensibles aux faibles quantités de lumière, les bâtonnets permettent la vision nocturne. Présents sur toute l'étendue de la rétine sauf au niveau de la macula, ils sont responsables de la perception du champ visuel.

Bilatéral

Qui intéresse les deux yeux.

Cellule	Unité fondamentale des êtres vivants, elle est constituée d'une membrane périphérique limitant un cytoplasme au sein duquel se trouve le noyau. L'extrême variété de cellules se reflète dans la diversité de structures et de fonctions des tissus et organes qu'elles constituent.
Chambre antérieure	Partie de l'œil située entre la cornée et l'iris, baignée par l'humeur aqueuse.
Chirurgie réfractive	Ensemble des techniques chirurgicales visant à corriger les défauts de réfraction.
Champ visuel	Partie de l'espace que l'on perçoit quand on regarde droit devant soi. Il dépend de la rétine périphérique. Il diminue dans le glaucome.
Choroïde	Membrane située entre la rétine et la sclère, très richement vascularisée, assurant une grande partie de la nutrition de la rétine.
Collyre	Médicament liquide administré en gouttes que l'on instille dans l'œil.
Concave	Se dit d'une lentille ou d'un verre plus épais en périphérie qu'au centre qui fait diverger (écarter) les rayons lumineux. Sa puissance est exprimée en dioptries négatives.
Cône	Cellule contenue dans la rétine responsable, avec le bâtonnet, de la vision. Stimulée par la lumière, elle produit un influx nerveux qui est acheminé jusqu'au cerveau par le nerf optique. Sensibles aux fortes luminosités, les cônes interviennent dans la vision diurne. Concentrés en très grand nombre dans la région centrale de la rétine, la macula, ils confèrent à cet endroit l'aptitude à la vision des détails (que l'on mesure par l'acuité visuelle) et à la vision des couleurs.
Congénital	Caractère de ce qui est présent à la naissance. Peut être héréditaire ou bien être aquis pendant la grossesse.
Conjonctive	Membrane qui tapisse l'intérieur des paupières et se continue sur le globe oculaire où elle s'attache tout autour de la cornée. Transpa-

rente à l'état normal, elle laisse voir la sclère blanche sous-jacente. Enflammée lors d'une conjonctivite, elle est alors responsable de l'aspect rouge des yeux.

Convergent Qui fait converger (se rassembler) les rayons lumineux.

Convexe Se dit d'une lentille ou d'un verre plus épais en son centre qu'en périphérie qui fait converger les rayons lumineux. Sa puissance s'exprime en dioptries positives.

Cornée Hublot transparent enchâssé dans la sclère à l'avant de l'œil par lequel entrent les rayons lumineux. De par sa situation entre deux milieux d'indice de réfraction très différents (l'air et les milieux liquides intraoculaires) et aussi de par sa courbure, la cornée est responsable des 2/3 de la puissance convergente de l'œil. Les modifications de sa courbure par la chirurgie réfractive permettent de changer les propriétés optiques de l'œil. Un aplatissement de sa courbure diminue la puissance convergente de l'œil et permet de compenser la myopie.

Corps ciliaire Situé derrière l'iris, le corps ciliaire comprend deux entités bien différentes. L'une sécrète l'humeur aqueuse et l'autre, le muscle ciliaire, régit le phénomène de l'accommodation en modifiant la forme donc la puissance de convergence du cristallin.

Corps flottant Fragment de gel vitréen nageant dans le vitré liquéfié, mobilisé par les mouvements oculaires et projetant des ombres sur la rétine à l'origine de l'impression de mouches volantes.

Cristallin Lentille convexe transparente placée derrière l'iris et en avant du vitré qui participe avec la cornée à la convergence des rayons lumineux sur la rétine. Le cristallin est également responsable de l'accommodation par les modifications de sa forme induites par la contraction du muscle ciliaire auquel il est amarré par des fibrilles constituant la zonule.

Cycloplégie — Paralysie du muscle ciliaire. Elle empêche le phénomène de l'accommodation susceptible de se déclencher chez les sujets jeunes lors de l'examen de la réfraction et d'induire des erreurs d'appréciation dans l'importance de la myopie. La cycloplégie est obtenue par l'instillation de gouttes d'Atropine ou de ses dérivés.

Dioptrie — Unité d'optique servant à définir la puissance des lentilles et des verres correcteurs. Une dioptrie correspond à la convergence ou la divergence d'une lentille de un mètre de distance focale. La puissance des verres correcteurs permet d'exprimer également l'importance des défauts de réfraction. Ainsi, une myopie de 2 dioptries est une myopie corrigée par un verre correcteur concave de -2 dioptries. Une hypermétropie de 2 dioptries est une hypermétropie corrigée par un verre correcteur convexe de +2 dioptries.

Dopamine — Substance sécrétée notamment par certaines structures du système nerveux et de la rétine jouant un rôle dans la transmission des messages nerveux.

Emmétropie — Constitution optique normale de l'œil qui fait que les rayons lumineux venant d'un objet regardé en vision de loin donnent une image se projetant exactement sur la rétine, procurant ainsi une vision nette. S'oppose à amétropie.

Emmétropisation — Ensemble des phénomènes qui aboutissent au cours de la croissance de l'œil à lui donner une constitution optique normale.

Focal — Qui concerne le foyer d'un instrument d'optique. Quand des rayons lumineux parallèles venant de l'infini traversent une lentille, ils convergent derrière cette lentille en un point appelé foyer. La distance entre ce point et la lentille est la distance focale. Normalement, le foyer de la lentille constituée par l'ensemble de la cornée et du cristallin se situe sur la rétine.

Focalisatin
Concentration des rayons lumineux en un point appelé foyer.

Fond d'œil
Examen du fond d'œil : examen de la rétine, de ses vaisseaux, de la papille que l'on réalise en regardant à travers la pupille à l'aide d'un ophtalmoscope et après avoir dilaté la pupille. Cet examen est parfaitement indolore mais assez éblouissant. Il gêne la conduite automobile qui est déconseillée pendant une heure environ.

Héréditaire
Caractère de ce qui est transmis des parents aux enfants.

Hydrophile
Qui absorbe l'eau.

Hypermétropie
Défaut de réfraction caractérisé par la convergence des rayons lumineux en arrière de la rétine en relation avec un œil trop court ou une cornée et un cristallin trop peu convergents. S'oppose du point de vue optique à la myopie.

Iris
Membrane colorée de l'œil visible à travers la cornée située en avant du cristallin et percée en son centre d'un orifice, la pupille.

Kératomileusis
Technique de chirurgie réfractive réservée aux fortes myopies, consistant à découper une lamelle de cornée, à sculpter cette lamelle ou le lit cornéen afin de diminuer l'épaisseur de la cornée et réduire sa puissance convergente et à refixer la lamelle sur le globe.

Kératotomie radiaire
Technique de chirurgie réfractive s'appliquant aux myopies faibles ou intermédiaires consistant à aplatir la courbure de la cornée par des incisions profondes disposées en rayons de roue afin de diminuer la puissance convergente la cornée.

Laser
Light Amplification of Stimulated Emission of Radiations = amplification de la lumière par émission stimulée de radiations. Appareil produisant un faisceau de lumière d'une énergie précise, très utilisé en ophtalmologie pour ses nombreuses qualités (accessibilité aux tissus oculaires profonds sans abord chirurgical, précision de l'impact sur la cible, innocuité

pour les structures environnantes). Les lasers emploient des gaz rares tels que l'argon, des cristaux ou encore des métaux dont les molécules soumises à une source d'énergie acquièrent un caractère instable. Ces molécules excitées, en revenant à leur état stable d'origine, produisent un fragment de lumière dont l'énergie dépend de la nature du réactif. L'amplification du phénomène permet d'obtenir un véritable faisceau lumineux continu ou sous forme d'impulsions.

Laser argon   Il réalise de légères brûlures (photocoagulations). Dans la myopie, on l'utilise autour des déchirures ou des lésions fragiles de la rétine afin de souder ses feuillets et les empêcher de se décoller. On l'applique également, pour détruire les néovaisseaux dans les complications maculaires quand leur emplacement le permet.

Laser excimer   Il réalise une vaporisation (photoablation) du tissu sur lequel il est dirigé. Il est utilisé en chirurgie réfractive pour diminuer l'épaisseur de la cornée en son centre, diminuant ainsi sa courbure et par conséquent sa puissance de convergence.

Lentille   Portion de milieu transparent limitée par deux surfaces dont l'une au moins est courbe. Les lentilles à surfaces convexes font converger les rayons lumineux tandis que les lentilles à surfaces concaves les font diverger. Tous les systèmes optiques correcteurs, verres de lunettes ou lentilles de contact, peuvent être assimilés à des lentilles convexes ou concaves.

Macula   Région centrale de la rétine de trois millimètres de diamètre, contenant presque exclusivement des cônes et responsable de la vision de précision et des couleurs.

Muscle ciliaire   Voir Corps ciliaire.

Muscle oculomoteur   Il existe six muscles oculomoteurs. Situés autour du globe oculaire auquel ils s'attachent, ils permettent aux yeux de se mouvoir dans toutes les directions du regard.

Mydriase	Dilatation de la pupille. Elle se produit spontanément dans la pénombre pour que le maximum de lumière entre dans l'œil. On la provoque artificiellement par des substances (voir Atropine) qui agissent sur les muscles de l'iris lorsqu'on veut examiner le fond d'œil.
Myopie	Défaut de réfraction caractérisé par la convergence des rayons lumineux en avant de la rétine du fait d'un œil trop long ou d'une convergence excessive de la cornée ou du cristallin.
Oculiste	Synonyme d'ophtalmologiste.
Ophtalmologie	Branche de la médecine qui traite de l'œil, de la fonction visuelle, des maladies oculaires et de leurs traitements.
Ophtalmologiste	Médecin spécialisé en ophtalmologie, compétent dans tous les domaines de cette spécialité depuis l'examen de la réfraction jusqu'au traitement chirurgical des maladies oculaires. Il n'a pas le droit de vendre d'autres moyens de correction oculaire que les verres de contact qu'il ajuste sur l'œil.
Ophtalmoscope	Instrument permettant d'examiner le fond d'œil.
Ophtalmoscopie	Examen du fond d'œil à l'aide d'un ophtalmoscope.
Opticien	Professionnel(le) spécialisé(e) dans la vente ou la fabrication d'instruments d'optique et de tous les moyens de correction oculaire (verres correcteurs, lentilles de contact, aides visuelles).
Optométriste	Professionnel(le) spécialisé(e) dans l'examen de la réfraction et le traitement de ses troubles par les moyens de correction oculaires qu'il(elle) a le droit de vendre. Cette profession est surtout exercée dans les pays anglo-saxons (Grande-Bretagne, États-Unis, Canada).
Orthoptiste	Professionnel(le) spécialisé(e) dans la rééducation des yeux, s'impliquant notamment dans les programmes de traitement de l'amblyopie et des troubles oculomoteurs (strabismes).

Papille	Disque jaunâtre visible au fond d'œil situé à quelques millimètres de la macula. Il représente la réunion des fibres nerveuses issues des cellules visuelles de la rétine et constitue le départ du nerf optique.
Pathologique	Relatif au fonctionnement anormal d'un organe en relation avec une lésion ou une maladie.
Photocoagulation	Voir Laser.
Physiologique	Relatif au fonctionnement normal d'un organe.
Presbytie	Diminution physiologique du pouvoir d'accommodation liée à l'âge, entraînant une difficulté à obtenir une vision nette à la distance normale de lecture (35 cm).
Prisme	Polyèdre qui a la propriété de faire dévier les rayons lumineux et de décomposer la lumière en ses différentes radiations.
Pseudomyopie	Augmentation du pouvoir convergent de l'œil (donc myopie) qui n'est pas liée à un allongement du globe oculaire ni à une cataracte. On entend essentiellement par ce terme les myopies dues à un spasme du muscle ciliaire.
Pupille	Orifice circulaire situé au centre de l'iris par où pénètrent les rayons lumineux.
Réfraction	Déviation des rayons lumineux au passage d'un milieu transparent à un autre de nature différente. **La réfraction oculaire** est le cheminement des rayons lumineux à travers les différents milieux de l'œil qui aboutit normalement à leur focalisation sur la rétine afin que la vision soit nette. **Les défauts de réfraction** (myopie, hypermétropie et astigmatisme) consistent en des anomalies de courbure, d'indice de réfraction, de longueur des éléments réfractifs de l'œil qui entraînent la focalisation des rayons lumineux en avant ou en arrière de la rétine, créant une vision floue. **Mesure de la réfraction** : mesure de la puissance optique de l'œil exprimée en dioptries. **Puissance de réfraction** : puissance optique de l'œil qui dé-

termine le point où les rayons lumineux sont focalisés. Elle varie suivant la constitution de l'œil (normale ou avec défaut de réfraction) et selon l'état d'accommodation.

Sclère
Tunique la plus superficielle de l'œil. Blanchâtre, fibreuse, elle est très résistante et protège le globe oculaire.

Spasme de l'accommodation
Contracture du muscle ciliaire fixant le cristallin en position d'accommodation, ce qui aboutit à un excès de puissance convergente.

Strabisme
Défaut de parallélisme des yeux se traduisant par la déviation d'un ou des deux yeux (loucherie). Déviation en dehors = strabisme externe, déviation en dedans = strabisme interne.

Unilatéral
Qui concerne un seul côté.

Vision
Synonyme de vue. Perception du monde extérieur par l'œil et les voies visuelles. La vision englobe la vision des détails (vision de la macula) mesurée par l'acuité visuelle et le champ visuel (vision dépendant de la rétine périphérique).

Vitré
Masse gélatineuse transparente située derrière le cristallin et adhérente en certains endroits à la rétine. Avec l'âge, le vitré a tendance à se décoller de la rétine, à se liquéfier et à se désagréger (voir Corps flottant). Ces phénomènes sont amplifiés et plus précoces chez les myopes.

Zonule
Ensemble des ligaments qui relient le cristallin au corps ciliaire.

IMPRIMERIE QUEBECOR
L'ÉCLAIREUR
27966